피부과 전문의가 주목한 한국 최고 아토피 치료의 모든 것

아토피 치료될 수 있다

그 어떤 것도 내 인생보다 값진 것은 없다.
나만의 건강한 삶을 꿈꿀 수 있도록 최고의 아토피
치료비법을 모아 명쾌하게 정리했다.

.... 아토피와 길고도 지루한 고통에 지친 사람들에게 이 책을 권합니다!

아토피 치료될 수 있다

1판 1쇄 인쇄 · 2006년 11월 22일
1판 3쇄 발행 · 2006년 11월 30일

지은이 · 구본홍
발행인 · 이용길
발행처 · 도서출판 모아북스
기획 이사 · 정윤상
영업 · 권계식
관리 · 윤재현
본문 디자인 · 이룸

출판등록번호 · 제10-1857호
등록일자 · 1999.11.15
등록된 곳 · 경기도 고양시 일산구 백석동 1332-1 레이크하임 404호
전화 · 0505-6279-784
영업기획 · 0505-6242-016
팩스 · 0502-7017-017
독자서비스 · moabooks@hanmail.net
 ISBN 89-90539-46-3   13510

아토피 치료될 수 있다

구본홍 지음

모아북스
MOABOOKS

일반적으로 아토피성 피부염의 경우 양방 치료를 많이 받습니다. 사실상 아토피는 서구에서 시작된 병이라고 볼 수 있고, 그만큼 일찍 아토피에 대한 대응책을 마련해왔기 때문입니다. 하지만 근래 들어 아토피의 한방적 치료 또한 많은 각광을 받고 있습니다. 일반적인 화학 치료나 약물 복용을 넘어 한방의 근간인 체질 개선과 생활 식습관 개선 등은 실제로 좋은 효과를 보고 있습니다.

필자는 동서의학 두 가지를 이수한 바 있습니다. 이 때문에 편리한 점도 있었지만 난처한 입장에 선 적도 많았습니다. 가장 큰 문제는 한방과 양방은 양립 구도일 뿐 협력 구도를 가질 수 없다는 세간의 편견이었습니다. 필자가 이

졸저를 쓰게 된 것도 이러한 경험들에 근거하고 있습니다.

아픈 사람을 치료하는 데 한방이 따로 있고 양방이 따로 있겠습니까. 이 책에서는 양방적인 개괄과 더불어 한방적인 시선으로 아토피를 소개하고 그 대책을 마련해보고자 합니다. 필자는 그간 피부 쪽에는 조예가 깊지 않다가 90년대 초에 우연한 기회에 아토피성 피부염 환자를 본 뒤 관심을 가지고 다각도로 공부해 나름대로의 진료 기술을 익히게 되었고, 또 그러다 보니 미숙하나마 치료의 줄거리를 잡게 되었습니다.

부족함이 많기는 하지만 오랜 임상 경험과 동서 양면의 의학 지식을 바탕으로, 의료인으로서의 피날레를 장식하고자 하는 마음입니다. 부디 많은 지도와 편달을 부탁드리며 감히 이 졸저가 아토피성 피부염으로 고통 받고 있는 환자들과 각고의 노력을 진행하고 있는 의료인들에게도 조금이라도 참고가 되기를 기원하는 바입니다.

지은이 구본홍

아토피성 피부염
바로 알기

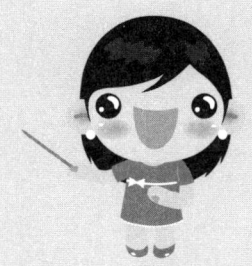

이제 아토피는 단순한 피부질환이나 저절로 치료되는

가벼운 병이 아니라 하나의 난치병이자 특수질환입니다.

이런 상황에서 우리는 아토피에 대한 상식적인 수준에서 벗어나

그에 대응할 수 있는 길을 찾아야 할 것입니다.

1. 전 세계는 지금 아토피와 전쟁 중

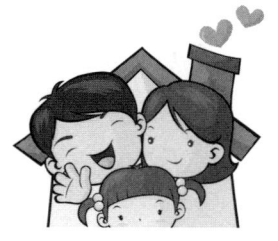

근래 들어 많은 엄마들이 아토피성 피부염을 가진 자녀에 대한 걱정으로 한숨 쉬는 일이 많아졌습니다. 아토피 자녀를 둔 부모들은 먹는 음식 하나하나, 몸에 닿는 옷가지는 물론 기저귀 하나하나에 신경을 써야 하죠. 게다가 밤마다 가려움증으로 잠 못 이루는 아이를 지켜봐야 하는 그 마음은 또 어떻겠습니까. 사람이 살아가는 데 가장 불행한 것이 질병을 앓는 것이라 합니다. 그 제일 큰 것이 아픔이라 하지만, 그 아픔 못지않은 고통이 바로 가려움증일 것입니다.

게다가 근래 들어 이 아토피성 피부염의 발생 빈도가 높아지면서 대다수의 사람들이 주변에서 아토피성 피부염을 앓고 있는 환자나, 누가 아토피 때문에 고생한다더라 식의 이야기를 한두 번쯤 경험하고 있습니다.

아토피 전쟁이 시작된다

최근 우리 의학은 눈부시게 발전해왔습니다. 불치병이라는 암조차도, 많은 새로운 치료법들이 발명되면서 그 정복이 멀지 않았다는 말까지 나옵니다. 하지만 비록 암처럼 치명적이지는 않아도 아직까지도 속수무책으로 우리를 괴롭히는 질병, 아토피성 피부염! 이 아토피성 피부염이 근래 들어 전 세계적으로 비단 아기들뿐만 아니라 성인들에게도 그 발병률이 현저히 높아지고 있습니다.

1970년대까지만 해도 아토피성 피부염의 발생 빈도는 6세 이하 어린이일 경우 6%에 불과했습니다. 하지만 최근에 이루어진 추산에 의하면 어린이의 20% 이상, 즉 열 명 중 최소 한 명의 어린이들이 아토피성 피부염으로 고통 받고 있습니다. 가까운 나라 일본의 경우는 10명의 어린이 중 1명이 심한 아토피에 시달리고 있고, 전체 아토피 환자가 1천 만 명이라는 통계가 나와 세간을 놀라게 했습니다. 뿐만 아니라 20세 이후 성인에게도 아토피가 1%~3% 이상 나타나고 있다는 결과는, 아토피성 피부염이 어린이들만의 고통이 아님을 보여주고 있습니다. 결국 전체적으로 어림잡아 보면, 대략 전 지구 인구의 15~20%가 아토피성 피부염을 앓고 있는 셈이죠.

아토피가 무서운 것은 목숨과 관련된 치명적인 병이 아니라 하더라도 그 증상이 심할 경우 사회생활이 불가능할 정도이며, 또 정확한 치료 기간을 알 수 없다는 점입니다. 5~6개월에서부터 수년씩, 잘못하면 수십 년도 걸리며, 혹 불치의 경우도 있습니다.

인터넷 상에 가보면 아주 쉽게 아토피성 피부염과 관련한 동호회를 찾아볼 수 있습니다. 아토피 자녀를 가진 엄마들의 모임이 그중에서도 많은데, 각자 자기 경험을 나누고 증상을 완화시키는 비결을 공개하기도 하지만, 딱히 꼬집어 말할 수 있는 치료법은 없습니다.

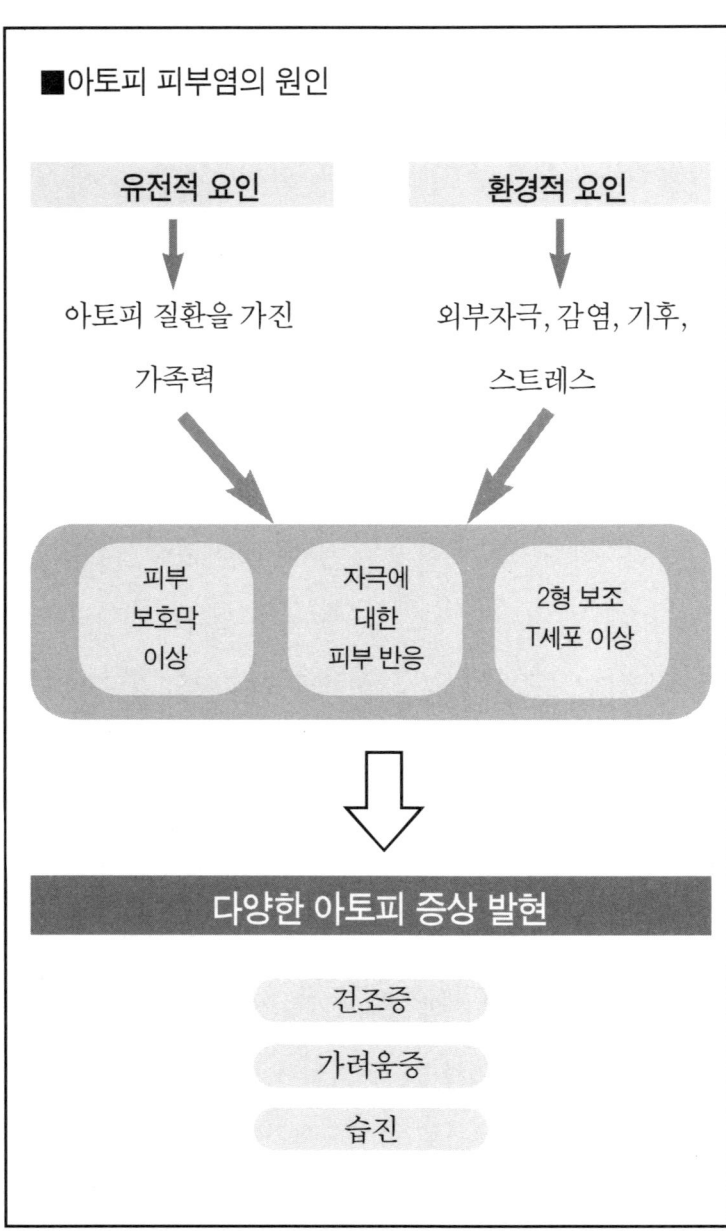

■아토피 피부염의 원인

유전적 요인

아토피 질환을 가진

가족력

환경적 요인

외부자극, 감염, 기후,

스트레스

피부
보호막
이상

자극에
대한
피부 반응

2형 보조
T세포 이상

다양한 아토피 증상 발현

건조증

가려움증

습진

이 점에서는 의사들의 견해도 마찬가지입니다. 현재 세계적으로 아토피성 피부염에 대한 다양한 실험과 연구가 이루어지면서, 아토피성 피부염은 단순한 원인이 아닌 복합적인 외부, 내부적 요인으로 인해 발생하는 질병이며, 그 만큼 치료도 어렵다는 점이 속속 드러나고 있습니다. 반면 근래 들어 아토피성 피부염에 대한 많은 의학적인 대안책들이 등장했고, 이 점에서 앞으로 아토피성 피부염에 대한 전망도 밝아지고 있지요.

'문명병'이라는 새로운 이름

또 하나 짚고 넘어가야 할 중요한 바는 바로 "왜 최근 들어 아토피가 극성인가"입니다. 통계적 자료에서도 볼 수 있듯이 현재 아토피성 피부염은 21세기의 병이라고 해도 과언이 아닐 정도로 2000년 이후 더욱더 극성을 부리고 있습니다.

예전에는 젖먹이 아이들에게 붉은 열꽃이 피고 가려워서 긁기 시작하면 그저 태열 정도로 생각하고 "곧 낫겠지.” 하고 대수롭지 않게 여겼습니다. 또 아이도 그 말 그대로 걸음마를 시작하거나 학교 갈 무렵이 되면 자연스레 증상이 사라지곤 했습니다.

그러나 지금은 상황이 달라졌습니다. 아토피성 피부염이 사회적인 이슈로 논의되고 있는 것은, 바로 이 아토피가 일종의 문명병이자 난치병으로 떠올랐기 때문입니다.

아토피성 피부염에 대항한 전 세계의 싸움은, 우리 환경에 대한 싸움이기도 합니다. 세계적인 보고에 따르면 오늘날의 아파트는 급증화, 도시화, 중증화, 고령화 증상을 보이고 있습니다. 도시를 짓고 콘크리트 건물에서 땅을 멀리 하고 살았던 우리 문명이 몰고 온 불행인 것이죠. 대도시나 공업 지역에 거주하는 주민일수록 아토피 발병률이 높다는 결과가 이를 증명하고 있습니다.

한국도 다르지 않습니다. 어릴 적부터 쉽사리 패스트푸드를 접할 수 있는 식생활 환경, 나날이 늘어가는 육식과 첨가제들로부터 우리 아이들은 물론, 어른들도 자유롭지 않습니다. 게다가 이 아토피는 단순한 가려움증을 넘어 백내장, 중이염 등의 수많은 알레르기 증상까지 동반해 그

위험성이 더욱 높아지고 있습니다.

이제 아토피는 단순한 피부질환이나 저절로 치료되는 가벼운 병이 아니라 하나의 난치병이자 특수질환입니다. 이런 상황에서 우리는 아토피에 대한 상식적인 수준에서 벗어나 그에 대응할 수 있는 길을 찾아야 할 것입니다. 지금은 물론, 시간이 지날수록 점점 치열해질 전 세계의 아토피 전쟁에 대비해서 말이죠.

TIP 아토피성피부염이 잘 낫지 않는 이유 중의 하나

필자가 중학교(지금의 고교) 시절에 영국의 유명한 철학교수인 "토인 비"(Toyn Bee, Arnold Josph) 박사를 많은 학생들이 숭배하는 경향이 있었습니다. 그의 말 가운데 "모름지기 의사가 되려거든 선진국이나 그렇지 않으면 차라리 후진국의 의사가 되라"고 한 말이 가끔 생각납니다. 그 무렵에는 그것이 무슨 뜻인가를 잘 몰랐었는데 언제인가부터는 깨닫게 되었습니다.

이 말은 여러가지로 해석하여 생각할 수 있겠지만 필자는 "선진국 사람이나 후진국 사람들이 비교적 의사의 말을 잘 듣기 때문"이라고 생각합니다.

환자나 보호자는 의사의 치료에 맡기고 서로 믿으며 지시 사항이나 약속은 꼭 지켜야 한다는 것입니다. 아토피 질환에서 보면 대부분이 개인 특성에 맞는 치료에 익숙한 나머지 지시에 잘 따르지 않는 경향이 있어서 입니다.

피부란 무엇인가?

피부는 우리 몸의 겉을 싸고 있는 벽과 같은 것으로서 외부에서의 자극이나 병균의 침입을 막아주는 중요한 역할을 하고 있습니다.

물리적인 역할 뿐만 아니라 지각, 통각 등의 신경이 분포되어 있으며, 눈에 보이지 않는 광선이나 각종의 병원균들이 침입을 노리고 있지만 피부는 최전선에서 이들의 공격과 싸우고 있는 것입니다.

그 뿐 만 아니라 체온 조절, 호흡작용, 분비, 배설 작용, 흡수 작용 등 다양한 역할을 하므로 피부는 어떤 가죽이나, 막이나 벽이 아닌 중요한 기능을 가지고 있는 장기(臟器)라고 할 수 있습니다.

해부학적으로 보면 크게 표피와 진피로 나누고 그 밑에는 피하조직이 있으며, 무게는 체중의 약 16%로 색은 멜라닌 색소, 카토친 색소, 혈액 내의 헤모글로빈, 그리고 각질층의 두께 등에 의해 차이가 있으며 인종이나 성별에서도 차이가 있습니다.

우리 몸의 피부 표면에는 표피 포도구균이나, 여드름간균 등 10여종의 상재균(商在菌)으로 이 균들 때문에 피부는 항상 약산성(PH5)으로 유지되고 있습니다.

지나칠 정도로 청결에 신경을 쓰는 현대인의 피부는 상재균이 없어져 피부표면의 산도유지가 파괴되어 자연히 기능이나 저항력이 약해져 피부염 등을 악화시키는 경우가 생기게 됩니다.

2. 아토피와 알레르기

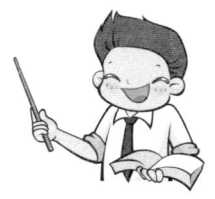

　건강검진 하면 일단 떠오르는 것, 바로 이른바 오장육부라고 부르는 우리의 장기(臟器)입니다. 많은 분들이 심장과 간, 위 같은 장기의 중요성은 충분히 인식하고 있습니다. 그리고 쉽사리 간과하게 되지만 그 장기만큼 중요한 것이 바로 피부입니다. 피부는 우리 몸의 겉을 싸고 있는 벽과 같은 것으로서 외부에서의 자극이나 병균의 침입을 막아주는 최전선 수비대일뿐더러 체온조절, 호흡작용, 분비, 배설작용, 흡수작용, 지각작용 등 다양한 역할을 한다는 점에서, 어떤 가죽이나 막이나 벽이 아닌, 중요한 기능을 가지고 있는 한 장기라고 할 수가 있습니다. 하지만 근래에는 지나칠 정도로 청결에만 신경을 쓰다 보니 피부의 상재균이 없어져서 피부 표면의 산도 유지가 파괴되고 있다 보니 자연히 피부의 기능이나 저항력이 약해져서 피부염에 잘 걸리거나 피부염 등을 더욱 악화시키는 경향이 있지요. 아토피는 이렇게 약해진 피부에 알레르기가 침투해 이른바 "알레르기 행진"을 일으키는 치명적인 병입니다.

■ 알레르기 행진이란?

아토피는 대개 유아기부터 나타납니다. 하지만 아토피를 단순한 피부염으로 생각하는 것은 위험합니다. 아토피가 피부 증상으로 나타나는 것을 아토피성 피부염이라 부르는데, **아토피성 피부염 환자 중에 반수가 성장하면서 호흡기 증상으로 천식과 알레르기 비염을 동반**하기 때문입니다. 천식은 주로 2~3세에 나타나고, 알레르기 비염은 대개 6세 이후 발병합니다. 즉 아토피에 걸리면, **아토피성 피부염→천식→알레르기 비염**의 순서로 발명하는데, 이를 알레르기 행진이라고 부릅니다.

아토피를 불러일으키는 알레르기

아토피는 엄밀히 말해 알레르기 질환의 하나로 어원도 비슷합니다. 이 알레르기(allergie)라는 의학용어가 처음 쓰인 것은 1906년 오스트리아의 소아과 의사였던 피르케에서부터였습니다. 또 이후 1923년에는 세계 최초로 알레르기 클리닉을 열었던 로버트 쿠크가 면역학자 아서 코카와 공동으로 발표한 논문에서 음식물이나 흡인성 물질에 의한 알레르기 반응이 천식과 습진 등을 불러일으키는 경향을 아토피(atopy)라고 칭했습니다.

실제로 아토피성 피부염이나 천식, 비염 등은 일종의 연관성을 가지고 있으며 이 모두가 알레르기 반응으로 분류됩니다. 즉 아토피성 피부염은 이것이다, 하고 뚜렷하고 말할 수는 없지만 일종의 알레르기 반응 때문에 일어난다고 알려져 있는데, 그 원인으로는 주로 진드기, 먼지, 그리고 특정한 식품을 들고 있고, 원인이 불분명한 경우도 있습니다. 많은 학자들이, 아주 특수한 예를 제외하고는 피부에서 알레르기 반응이 일어남으로써 아토피가 나타난다고 보고 있는 것이죠.

알레르기의 쉬운 이해를 위해 몇 마디 적자면, 사람의 몸은 외부에서 적(敵), 즉 병균 또는 질병을 일으킬 수 있는 물체가 침입하면 이에 대항하는 항체(抗體)를 만들어 면역반응을 일으킵니다. 이처럼 면역반응은 자기의 몸과 생명을 보호하고 유지 하는 데 매우 중요한 요소지만, 적이 아닌 데도 불구하고 지레 겁을 먹고 항체가 형성되는 과민반응을 바로 알레르기라고 부릅니다.

■ 나는 알레르기 체질일까?

목에 세균이 침입하면 몸에 항체가 생겨 편도선에서 세균과 항체가 한바탕 싸우게 됩니다. 그래서 전쟁터가 된 편도선이 빨갛게 부어오르게 되는데, 이는 **일반적인 면역 반응**으로써 누구에게서나 일어납니다. 하지만 꽃가루를 예를 들어, 보통 사람들은 아무렇지도 않은데 꽃가루만 맡으면 과민반응이 일어나 코 점막이 붓고 콧물을 흘리거나 재채기를 하는 사람이 있습니다. 이처럼 특정한 사람에게만 면역반응이 일어나는 현상을 알레기 반응, 이 같은 증상을 보이는 사람을 **알레르기 체질**이라고 합니다.

한방에서 바라본 아토피

한의학에서는 아토피성 피부염을 어혈(瘀血)의 범주에 속한 것으로 보고 있습니다. 한의학적으로 어혈은 넓은 의미를 가지고 있지만, 피부과 영역에서 보면 "물이 한 곳에 고여 흐르지 않고 있는 상태"라고 말하면 이해가 쉬울 것입니다. 즉 혈액이 어느 일정한 곳에 뭉쳐 있어 잘 소통이 되지 않는 상태, 바꾸어 말하자면 신진대사가 활발하지 않아 일정 부위가 정상적인 생리 작용을 하지 못해 병변이 일어난 상태를 말합니다.

예를 들어, 원래 혈액은 물과 같이 잘 흐르고 잘 스며들어야 합니다. 하지만 그 혈액이 기름처럼 끈적거리는 상태라면, 그 부위의 기능은 결코 정상으로 돌아갈 수가 없지요. 게다가 우리의 모세혈관은 몸 안의 혈관 중에서 가장 가느다란 혈관으로, 굵기가 머리카락의 약 10분의 1 정도밖에 되지 않습니다. 그런데 여기에 어혈이 생겨 버리면, 노폐물의 배출이나 영양의 공급이 제대로 이루어지지 못하여 질병도 생기고 치료도 힘들게 됩니다.

한방적으로 아토피 역시 이처럼 피부의 모세혈관과 관련된 질병이라 하겠는데, 대체로 체질적인 유전이 그 요인으로 꼽히고, 이 밖에도 식생활, 생활환경, 피부의 저항력 등이 다양한 영향을 미칩니다. 사상체질로 보면 아토피가 가장 많이 일어나는 체질은 태음인인데, 옛날에 태열이라고 부르던 단기간 내의 피부염증도 바로 이 아토피성 피부염과 깊은 관계가 있습니다.

일반 피부염과 아토피성 피부염

한방에서는 아토피성 피부염을, 상태가 악화됐다 좋아졌다를 반복하는 소양(가려움) 동반 습진으로 구분하며, 대부분 아토피성 인자와 알레르기 인자를 가진 사람에게 발병하는 피부 질환으로 생각합니다.

같은 피부염도 한두 차례 치료만으로도 재발하는 일 없이 치료되었다면 그것은 아토피성 피부염이 아니라고 볼 수 있으며, 또 가려움증이 없이 습진이 오는 경우도 대다수는 아토피가 아닌 보통 습진인 경우가 많습니다.

마지막으로 여드름을 봅시다.

젊은 사람들의 경우, 아토피성 피부염이 거의 치유 단계에 들어서게 되면 여드름이 나는 일이 많습니다. 이것은 일반적인 여드름과는 달리 피지(皮脂)의 문제입니다. 아토피성 피부염을 앓게 되면 피지가 부족해져 피부가 건조해지기 쉬운데, 이처럼 치유 단계가 높아지면 갑자기 피지가 많아지면서 모공을 막아 염증을 일으키는 것이지요. 즉 아토피성 피부염과 여드름은 피지 면에서 보면 극과 극의 질병이고, 때문에 아토피성 피부염을 앓았을 때 여드름이 나게 되면, 본인은 괴로워도 치유의 길로 들어선 것으로 볼 수 있습니다.

3. 아토피성 피부염의 증상들

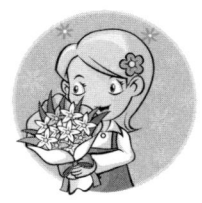

　일단 아토피 환자들은 기본적으로 피부에서 육안적 변화들이 나타납니다. 보통 질환들은 눈으로 봐서는 그것이 무슨 병인지 병의 진행과정은 어떤지를 알 수 없습니다. 하지만 피부의 질환은 병변이 눈으로 어느 정도는 볼 수가 있는 게 특징입니다. 지금부터 연령별, 개별적 특징에 따른 아토피 증상들을 살펴볼 예정인데, 여기서 잊지 말아야 할 것은 아무리 그 증상을 육안으로 확인할 수 있다고 하더라도, 정밀검사 없이는 그 증상을 눈치 챌 수 없는 경우도 있다는 점입니다. 실제로 피부과를 가도, 간단히 눈으로 보기만 해서 진단을 내리는 경우는 거의 없습니다. 전문가들도 실수를 저지를 수 있기 때문입니다. 즉 진단은 결코 쉬운 것이 아니므로 함부로 보기만 하고 자가진단을 하지 말아야 하며, 속단은 더더욱 금물이라고 하겠습니다.

아토피성 피부염의 일반적인 증상

아토피성 피부염의 특징은 젖먹이, 어린이, 성인에 따라 각각 증상이 다를 뿐만 아니라 개인차가 많다는 점입니다. 물론 아토피성 피부염은 발진(發疹)이 오기 쉬운 장소에 잘 나타나는 특징이 있어 임상적으로 진단에 도움이 되기도 하는데, 주로 얼굴에서는 입 주위, 귓바퀴, 입술, 볼, 이마 등이고, 수족관절, 동체의 좌우에 대칭으로 나타나기도 합니다.

젖먹이 때

젖먹이 때 아토피성 피부염이 나타나는 시기는 대개 생후 2~3개월이 가장 많으며, 6개월 까지 흔히 증상이 나타납니다. 우선 양쪽 볼이나 턱이 건조해지면서 홍반(紅斑)

이나 홍색의 구진(丘疹)이 나타나고, 동시 혹은 약간 늦게 머리, 귀 주위에 역시 같은 증상이 나타납니다. 이후 2~3 개월이 또다시 지나면 수족이나 몸에까지 증상이 번지게 됩니다.

젖먹이들은 가려움증을 언어로 표시할 수 없기 때문에 얼굴을 옷이나 침구 등에 비벼대거나 양 다리를 긁고 울어대는 경우가 많습니다. 특히 젖먹인 후, 목욕 후, 취침 전에 가려움증이 더 심해지니 잘 살펴볼 필요가 있습니다.

■ 아토피, 일기로 극복한다

아토피는 장기적인 싸움입니다. 따라서 꾸준히 생활을 관리하면서 하나씩 그 요인을 제거해나가고 치료의 방향을 잡아가야 합니다. 여기서 가장 도움이 되는 것이 바로 아토피입니다. 환자가 성인이라면 스스로 써도 좋고, 환자가 아이인 경우에는 부모의 노력이 필요합니다. 아토피 일기가 더 큰 도움이 되는 것은, 아토피의 경우 그 발병 원인과 진행 원인에 개인차가 있기 때문입니다. 처음에는 간단히 먹은 것, 달라진 점 등을 기록하다 보면 나중에는 개별적으로 맞는 틀을 잡아나가 치료 방향까지도 짐작할 수 있을 것입니다.

이를테면 무엇을 했는데 가려움증이 더 심해졌다, 어떻게 했는데 가려움증이 덜해졌다,처럼 장기간의 일기 쓰기를 통해 일관되고 근거 있는 개선점을 찾아나갈 수 있기 때문입니다. 아토피 일기에는 대개, 날짜, 날씨, 하루의 행동, 피로도, 식사 내용, 특별히 달라진 점, 먹는 양, 증상 등을 기록하는데, 내용이 길지 않더라도 하루도 빠짐없이 꾸준히 하는 것이 중요합니다.

어릴 때

어릴 때 발병하는 아토피성 피부염은, 젖먹이 때 가졌던 병이 치유되지 않았거나 피부 건조로 인해 새로이 발병하는 것으로 나눌 수 있습니다. 하지만 새로이 발생하는 경우는 흔하지 않고 젖먹이 때부터 다소나마 증상을 가지고 있다가 발현하는 일이 많습니다. 그러나 젖먹이 때와 큰 차이가 있다면, 병소(病巢)의 습기 차이입니다. 즉 젖먹이 때는 병변이 일어난 부분에 습기가 많거나 진물이 흐르는 경우가 있는 반면, 큰 어린이는 그 부위가 수분 기 없이 꺼칠꺼칠해지고 눈가에 생선 비늘 모양의 딱지가 생기기도 합니다. 또 입술이 잘 마르기 때문에 침을 바르기 위해 자주 혀를 내밀기도 합니다.

사춘기와 성인기

어렸을 때는 아토피성 피부염을 의심할 만한 증상이 없다가 갑자기 가려움증이 일어나는 경우가 있습니다. 그것이 아니면 어렸을 때 발생해 치료되었던 아토피가 재발하는 경우가 있습니다. 이 경우 흔히 "아토피성 붉은 얼굴"이라고 칭하는 심한 홍반이 얼굴에서 목까지 뒤덮는 경우가 생기는데, 이것이 난치성 피부염으로 발전하기도 합니다. 또 젖먹이, 어린이, 사춘기 동안에 충분한 치료를 하지

못해 중증화가 되어버리면, 전신의 피부가 빨갛게 된 채
피부 조각이 떨어져나가는 아토피성 홍반피증이 일어나는
경우도 있습니다. 또 성인기까지 아토피성 피부염을 장시
간 앓게 되면 "지저분한 목"이라고 불리는 증상, 즉 목에
서 가슴까지 색소가 침착하여 피부가 거무칙칙하게 되는
경우가 발생합니다. 이 증상의 경우 가려움증은 비교적 심
하지 않지만, 백내장이나 망막의 박리와 같은 안과적인 합
병증이 발생할 수 있으므로 주의를 기울여야 합니다.

■ 발진의 종류

아토피는 수많은 형태의 발진들이 개별적으로
복합적으로 나타납니다. 눈으로 확인할 수 있는 전
모를 소개해 보도록 하겠습니다.

혈관 확장 : 진피의 상층에 있는 모세혈관이 꾸
불꾸불해지고 가끔 부풀어 오르기도 한다.

홍반(紅斑) : 아주 가느다란 혈관이 충혈되는 증상으로 습진 초기에 볼 수 있다. 물 같이 솟아나는 종류와 둥그렇고 빨간 종류가 있다.

구진(丘疹) : 구슬을 절반으로 자른 듯한 것이 피부 위로 솟아난다. 좁쌀 만한 것부터 약 1cm까지며, 이보다 큰 것은 결절이라는 이름으로 따로 분류한다.

수포(水疱) : 속에 액체가 고여 있는 콩보다 큰 물주머니를 말하며, 그보다 작은 것은 소수포라고 부른다. 작은 주머니가 하나인 경우와 몇 개가 있는 것도 있지만, 여러 개가 있는 것이 보통이다.

농포(膿疱) : 표피 내에 노랗게 탁한 액이 들어 있으며, 같은 경우일지라도 진피나 피하조직에 생기면 농양이라고 칭한다. 대개는 세균의 감염이 원인이지만, 병원체가 없는 무균적 농포도 있다.

가피(痂皮) : 딱지가 생기는 것을 말한다. 저절로 떨어지기 전에 딱지를 벗기거나 떼어내면 궤양의 상태가 되기도 한다.

4. 진단

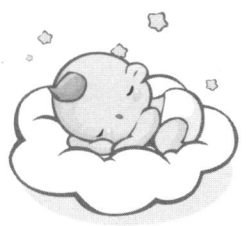

아토피성 피부염의 검사는 내과적인 질환과는 달리 보조적인 것으로 그칩니다. 모든 아토피성 피부염 환자에게서 공통적인 검사의 이상치(異常値)가 없기 때문입니다. 예를 들면 피부 생리 기능 검사로 유리 봉(棒)으로 피부를 문지를 때, 일반인은 붉어지지만 아토피성 피부염 환자는 하얗게 된다는 식입니다. 하지만 이 역시 다른 습진이나 피부염에서 비롯되는 경우가 있어 많이 이용되지 않으며, 알레르기 테스트 역시 여기서는 생략하고, 동양의학적 입장에서 몇 가지 진단 방법을 설명해 볼 예정입니다.

한의학 일반적인 진단에 사진법(四診法)이라는 게 있습니다. 통틀어 ① 망진(望診) ② 문 (聞診) ③문진(問診)

④ 절진(切診) 의 4가지의 진찰 방법으로, 환자를 처음 진찰할 때 비교적 단 시간 내에 할 수 있는 방법입니다.

다음은 각 진단법을 개괄적으로 설명한 것입니다.

망진(望診)

망진이란 환자를 눈여겨본다는 뜻으로 환자의 체격, 안색, 피부, 치아, 혀, 손톱 등 눈으로 볼 수 있는 모든 정보를 아우릅니다. 체격이나 자세는 똑바른가, 비만이 있거나 걸음걸이는 바른가, 눈에 힘이 있는가, 또 안색과 혀의 색, 피부의 상태 등을 살펴보는 것입니다. 흔히 얼굴이 붉으면 열성, 검붉으면 어혈, 창백하거나 입술이나 잇몸이 검붉은 것을 어혈로 보는데, 특히 피부 상태를 주의 깊게 관찰 할 필요가 있습니다. 또 망진에서는 특히 혀가 굉장히 중요시되고 있는데, 혀는 위장과의 관련이 있는 것으로 알려져 있으므로, 혀의 상태를 보고 어느 정도는 내부 정보를 얻을 수 있습니다.

상세히 설명해보면, 혀를 볼 때는 ㉠ 설색 (舌色) ㉡ 설태 (舌苔) ④ 설형 (舌形) 의 세 가지를 관찰합니다. 혀의 붉은색이 진할수록 체내에 열이 많은 것이며 붉은색이 희미할수록 열은 떨어지며, 흴수록 몸 안이 냉한 것입니다. 또 드물게 자색을 띠면 몸 안에 어혈이 있음을 짐작할 수 있는 것이지요. 잊지 말아야 할 것은, 여기서 몸 안의 열이란 체온계로 측정한 체온을 말하는 것이 아니라, 병변의 소재를 중심으로 보는 방법임을 기억해야 할 것이며, 이같은 진찰을 하는 것은 어디까지나 참고로 다른 진찰 결과와 종합해서 진단을 하는 것임을 알아야 합니다.

문진(聞診)

환자에게서 들리는 모든 것을 듣고 판단하는 것을 이른바 문진이라 합니다. 숨소리, 가래 끓는 소리, 기침, 목소리에 힘이 있나 없나 여부, 또 입 냄새, 몸 냄새 등을 알아보는 것입니다. 또렷하고 힘이 있는 음성은 기혈이 건전하고, 목소리가 힘이 없는 것은 기허(氣虛) 등을 의심할 수 있습니다. 체취나 변취가 강하면 양증, 실증이고 반대라면 음중, 즉 허증으로 간주합니다.

문진(問診)

앞선 문진과는 다른 뜻의 이 문진은, 의사가 환자나 보호자에게 질문을 해서 정보를 말하는 것으로, 치료에 참고가 됩니다. 문진은 동양의학에서나 서양의학에서 거의 같은 방식으로 사용되며 진료 과목에 따라 차이가 있을 수가 있습니다. 이를테면 식욕, 불면증, 대변의 이상, 수족의 냉증, 생리불순, 천식, 비염, 얼굴의 홍조, 식은땀, 더위나 추위를 타는가, 피로도, 잦은 감기 등의 여부를 묻습니다.

절진(切診)

마지막으로 절진은 이름대로 맥을 자르는 일이라고 착각하기 쉬우나, 본래 맥을 짚어 본다는 말입니다. 우리의 맥은 총 28맥으로, 부(浮), 침(沈), 지(遲), 삭(數)의 4맥이 기본이 됩니다. 맥에도 음과 양이 있어서 부맥과 삭맥은 양맥(陽脈)이며 침맥과 지맥은 음맥(陰脈) 입니다. 맥 하나하나의 양상에 따라 병증이 각각 다르게 반영이 됩니다.

■ 아토피 처방에 이용되는 또 하나의 진단, 복진(腹診)

복진은 배를 만져서 촉감으로 진단에 도움이 되도록 하는 행위로 동양의학에서의 복진은 양 다리를 뻗쳐 놓고 뱃속을 촉진하고 동계(動悸)를 알아봅니다. 동계란 복강 내용물이 굳어 있나 혹은 연한가, 손을 배에 대면 툭 툭 튀는 느낌을 받는가 등의 여부입니다. 아토피성 피부염의 경우, 동계가 배 중앙 부위에서 감지되면, 함부로 땀을 나게 하거나 설사를 시킬 경우 피부염이 더 심해집니다. 즉 약을 써 줄 때에 동계의 유무, 부위, 강약 등을 참고로 처방을 해야 합니다. 또 환자가 가슴, 옆구리가 꽉 찬 듯한 느낌을 받는 흉협고만(胸脇苦滿)을 호소할 때는 소시호탕(小柴胡湯)으로 증상이 완화되고 피부염도 호전되는 예가 왕왕 있었으니 참고하시기 바랍니다.

Atopy 2

아토피의 일반적 치료

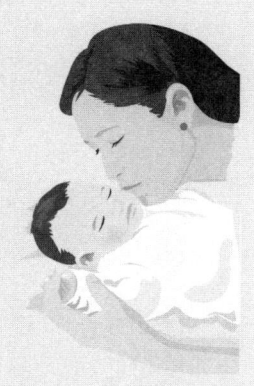

아토피를 가진 환자의 경우 무엇보다도 중요한 것은,

치료를 받으면 나을 수 있으며,

제대로 치료 받아서 꼭 나아야겠다는 확고한 자신과 신념,

그리고 용기와 희망입니다.

1. 일반적인 치료

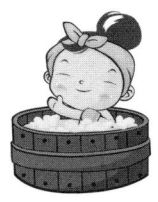

아시다시피 아토피성 피부염의 치료는 절대로 쉽고 간단한 것이 아닙니다. 아토피를 가진 환자의 경우 무엇보다도 중요한 것은, 치료를 받으면 나을 수 있으며, 제대로 치료 받아서 꼭 나아야겠다는 확고한 자신과 신념, 그리고 용기와 희망입니다. 사실 치료 수단이나 방법은 각각 다를 수가 있을 것인데, 그것은 증상, 연령, 생활환경, 기호식품 등에 따라 다르기 때문입니다. 따라서 일반적인 치료의 목표나 방침 또는 요령은 다음과 같은 3가지로 나누어 볼 수 있습니다.

① 가려움에 대한 조절

② 피부의 증상 개선

③ 악화 인자의 규명과 생활 지도

지금부터 위의 3가지 방법에 의거한 일반적인 치료법을 살펴보도록 하겠습니다.

참을 수 없는 가려움증, 어떻게 할까?

모든 질병이 정신적인 영향을 미치지만, 아토피성 피부염 환자의 가려움증의 경우 그야말로 심각하다고 할 수 있습니다. 하루이틀도 아닌 오랜 기간을 두고 견디기 힘든 가려움증을 참아 넘기자니 화도 나고 짜증도 날 것이며, 많은 환자들이 울거나 난폭한 행동까지 서슴지 않게 됩니다. 특히 나이가 어릴수록 환자는 자제심이나 참을성이 없고 투정이 늘고 반항심이 생깁니다. 결국 더 나아가 공격적이거나 파괴적 행동이 돌출되어 본인에게는 물론 보호자에게도 정신적인 상처를 주게 되지요.

이 가려움에 대해 살펴보면, 실제로 가렵기 때문에 긁는 경우가 대다수긴 하지만, 어린 환자들의 경우 별로 가렵지도 않은데 긁는 경우도 있습니다. 습관적인 경우, 또는 주의집중을 하기 위한 목적으로 요란하게 긁어대는 경우가 상당수 있다는 통계가 있습니다. 어린 환자들이 가려움이 심하지 않은데도 긁게 되는 것은, 마음을 달래기 위해서, 또는 반항의 뜻에서 그럴 수가 있습니다.

물론 누구나 주어진 상황에 적응하듯이, 때로 가려움을 오래 앓아온 환자들은 피부에 무리가 가지 않게, 긁고 난 후에 아프지 않게, 딱지가 떨어지지 않게 등 요령 있게 긁기도 합니다. 긁을 때 엄지손가락은 아예 쓰지 않고 또 다른 손가락도 손톱 없이 눕혀서 손가락 첫째 마디를 구부려서 긁는 식입니다. 따라서 피부에는 직접 상처가 나지 않지만, 이 같은 행위가 장시간 지속 되면, 손가락 등 쪽이 검붉게 변색되거나 붓게 됩니다.

가려움중에 대한 소파행위(긁는 것)는 어릴수록 덜하다가 소아기 이상 연령부터 심해집니다. 그리고 이런 장기간의 긁는 행위는, 현재 성인들의 아토피성 피부염이 잘 치유되지 않는 이유 중 하나로 꼽히고 있습니다. 계속해서 가려움을 참아야 한다는 자체가, 심리 사회적인 문제, 환경 인자 등의 변화와 정신적인 문제, 스트레스 문제 등 복합적이며 정신적 요인에 영향을 주게 되는 것이지요.

일반적인 가려움증 치료

이처럼 아토피 환자들이 가장 많이 호소하는 고통은 바로 가려움입니다. 이 가려움증이란 피부 특유의 감각으로서 어디까지나 주관적인 문제이기 때문에 그 정도는 의사도 타인도 잘 알 수가 없습니다. 또 가려움증이 왜 생기느냐에 대해서도 아직 명확히 밝혀진 바가 없습니다. 특히 아토피에서 이 가려움증 치료는, 치료의 제1 목표인데, 대개 초기에는 항 알레르기치료 제제를 사용하고 때에 따라 항히스타민제를 쓰기도 합니다. 하지만 아토피의 가려움증 치료에 가장 많이 쓰이는 것은, 스테로이드 외용약입니다.

가려움증을 감소시켜 주고 우선은 증상의 악화를 막는데 스테로이드 연고만한 것이 별로 없기 때문입니다. 물론 일부가 부작용을 겪기도 하지만, 그보다는 효과를 보는 사람이 훨씬 더 많습니다. 또 스테로이드 외용약의 부작용은 대개가 국소적일 뿐 전신적인 부작용은 거의 없습니다. 또 국소적인 부작용도 그때그때 예방과 치료가 가능하므로 걱정할 필요가 없습니다. 하지만 스테로이드제가 듣지 않거나 사용할 수 없는 환자의 경우, 주치의 스스로 지식과 경험을 토대로 제 2의 차선책을 강구해야 합니다.

■ 스테로이드, 명약인가, 독약인가?

- 스테로이드의 부작용

많이들 아시다시피 스테로이드제는 잘 쓰면 명약, 선약(仙藥)이요, 그렇지 않으면 독약입니다. 그 효과가 썩 좋은 반면에 좋지 않은 부작용도 있다는 뜻입니다. 특히 아토피성 피부염에는 확고한 계획과 규칙적이고 정확한 치료가 필요한데, 그것이 첫째도, 둘째도, 셋째도 의사의 처방이나 지시를 따르라는 뜻입니다.

치료 도중에 한때 더 가려워져도 의사가 지정한 시간 이외에는 절대로 아무렇게나 스테로이드 연고를 사용해서는 안 됩니다. 그럴 경우 일련의 치료 계획이 무너지는 것은 물론, 피부 자체에도 증상의 악화가 올 수 있습니다. 예를 들면 그 부작용은 다음과 같습니다.

① 피부가 얇아지며 위축되어 자극에 약하게 되거나 피부 혈관이 연약해져서 쉽게 내출혈이 생긴다.

② 피부에 털이 많이 나는 다모증을 앓는다.

③ 세균이나 곰팡이 또는 바이러스 등에 감염되기 쉽고 피부 칸디다증이나 백선, 모낭염 등이 생기기 쉽다.

④ 안면의 모세 혈관이 확장되어 붉은 얼굴이 된다.

⑤ 부신의 기능이 감퇴된다.

⑥ 장기간 사용하던 스테로이드제를 갑자기 중단 하면 전보다 더 심한 상태가 되기 쉽다.

⑦ 처음에 잘못 쓰면 다음에 다시 쓸 때 효과가 떨어진다.

이상이 내복과 외용을 통틀어 스테로이드제를 함부로 쓰는 경우에 발생하는 부작용입니다. 하지만 이 같은 문제들 가운데에는 일방적인 오해도 있습니다.

- 스테로이드 바로 알기

일반적으로 의사들은 스테로이드 제제를 처방할 때 굉장한 심혈을 기울입니다. 아토피성 피부염에서는 보통 처음에는 강력한 것을 사용하다가 서서히 약한 것을 사용하지만, 다른 질환은 또 다릅니다. 질환에 따라서 신중한 검토를 하면서 사용하는 것입니다. 때문에 다른 약도 마찬가지지만, 특히 스테로이드제는 함부로 중지하거나 증, 감량을 해서는 안 됩니다. 어쩌면 항간에 떠도는 스테로이드제에 대한 지나친 기우도 바로 이런 잘못된 사용에서

나왔을 가능성이 높습니다.

　게다가 아토피성 피부염에서는 아주 특별한 경우를 제외하고는 스테로이드 대다수를 내복 대신 외용으로만 사용하므로 큰 부작용이 없으며, 원하면 스테로이드제 대신 다른 외용약으로 대체할 수도 있습니다.

　지금까지의 인류 역사가 발명한 약품 중에 최고로 큰 혜택을 주었다고 볼 수 있는 첫째는 항생제, 감히 말하자면 그 둘째가 스테로이드 호르몬(부신피질 호르몬)제일 것입니다. 항생제가 나오면서 오랜 세월 우리를 괴롭혔던 세균의 감염을 정복할 수 있었다면, 스테로이드 제제는 과거에 난치 또는 불치, 혹은 원인불명이라 불리던 질환들을 극복하게 해 주었습니다. 또 스테로이드제는 염증을 없애고 민감한 신체 면역 반응을 없애주는, 의료계의 큰 등불 같은 약품입니다. 만약 스테로이드제가 없었더라면, 일부 질병의 치료는 물론 신장, 간장 등 장기

이식 수술도 불가능했을 것입니다.

스테로이드제를 제대로 사용하려면 우선 사용 습관부터 점검할 필요가 있습니다. 훌륭한 약을 나쁜 쪽으로만 생각하는 대신, 약의 사용법을 잘 지키고, 그 효능을 확실히 알아둘 필요가 있습니다. 의사의 처방을 지키지 않거나 자기 마음대로 약을 썼다가 말았다 하는 오류를 경계하고, 잘 쓰면 명약, 잘못 쓰면 독약이라는 스테로이드제를 명약으로 만드는 데 일조해야 할 것입니다.

2. 아토피성 피부염의 동양의학적 고찰

　동양의학에서의 아토피성 피부염의 치료법은 사실 복잡한 구조를 가지지만, 여기서는 그 골자와 실용적인 부분을 소개해 쉬운 이해를 도모했습니다.

　동양의학에서는 일반적으로 피부를 "내장의 거울"이라고 합니다. 인간은 기(氣), 혈(血), 수(水)의 세 가지 요소가 몸을 돌면서 건강을 유지하는데, 이 세 가지를 순조롭게 순환시키는 장기가 곧 간(肝), 심(心), 비(脾), 폐(肺), 신(腎)의 5장입니다.

　이 장기들은 서로 밀접한 상생(相生)과 상극(相克)의 작용을 하고 있는데, 여기서 상생과 상극은 죽이고 살린다는 뜻이 아니라, 장기의 기능이 좋아지거나 나빠지는 작용을 일컫습니다. 그리고 아토피성 피부염 역시 이 중 일부 장기의 기능 이상에서 온 것입니다.

즉 동양의학에서는 아토피를 단순히 피부병이라고 치부해 피부에만 집착하는 것이 아니라 일정한 장기, 더 나아가서는 몸 전체를 치료합니다. 지금부터 아토피에 대한 동양의학적 관점을 다양한 관점에서 살펴보도록 합시다.

병을 고치려면 근원을 찾아라

한약이란 본래 환자 한 사람 한 사람의 체질에 따른 약재를 선택하는 것으로, 아토피성 피부염의 경우에도 연령, 환경, 발병 기간, 주요 증상, 음, 양, 허, 실, 체질 등에 따라 쓰는 약도 달라집니다. 즉 동양의학에서는 아토피성 피부염도 병증은 피부에 나타났지만, 근본적으로 내부, 즉 기, 혈, 수와 오장(五臟)의 생리적 균형이 깨어진 것에서 원인을 찾고 있습니다.

예를 들어 아토피성 피부염에서 피부가 건조하고 꺼칠꺼칠하면 피부를 적셔주는 약제를 쓰되, 만약에 환자가 위장 장애를 앓고 있으면 위장을 다스리는 약까지 함께 사용함으로써 피부염과 위장 장애를 한꺼번에 치료해, 더 나은 증상 완화를 기대합니다.

또 하나, 동양의학의 기초 이론 오행설(五行說) 일부에 근거하면, 피부나 코 그리고 호흡기와 직접 관련이 있는 장기 폐(肺)의 경우 아토피와 긴밀한 연관이 있습니다. 폐의 기능이 떨어지면, 다른 요인들과 합해져 아토피성 피부염이나 비염 또는 천식 등의 질환에 걸리기 쉬워집니다.

생리적으로 목(간)→화(심)→토(비)→금(폐)→수(신)의 오행이 순조롭게 순환이 되면 건강하지만, 그 순서가 좀 틀린다든지 역으로 갈 경우 질병이 오게 된다는 이론입니다. 예를 들면 아토피성 피부염이나 비염, 천식 등의 질환을 다스릴 때, 폐만 주의하는 것이 아니라 폐의 어머니 격인 비(脾)를 보완해주면 간접적으로 자식 격인 폐가 힘을 받아 관계된 질환의 치료 효과를 보게 됩니다.

■ 아토피 치료에서 한약의 역할

　지금까지도 한약의 효능은 아직 약학적으로 증명되지 않은 것이라고 생각하는 분들이 많습니다. 하지만 한약에 사용되는 거의 대다수의 약들이 그 성분이나 약리작용 면에서 세밀하게 밝혀져 있습니다. 또 복합제, 즉 과거 오랜 세월을 거치며 "○○탕은 무슨 질환의 ○○증에 잘 듣는다"라고 일컬어지는 처방들 역시 각 한의과대학 또는 의과대학 약리학 교실 등에서 많은 실험 논문들을 통해 그 효능을 과학적으로 입증한 것들입니다. 다만 약의 산지(産地)를 따지게 되는 것은, 산지나 채취 시기, 건조 방법 등에 따라서 약효가 차이가 있기 때문입니다.

　물론 한약도 약이기 때문에 독성이 있는 것도 있지만, 그러한 약은 현재 거의 사용하지 않습니다. 또 한약은 우리 생활에서 흔히 볼 수 있는 일종의 식품이나 다름없는 것들이 대부분입니다.

　다음에 열거된 약들은 피부약으로 주로 쓰이는

약재들로 하나하나 동물 실험을 통해 그 약리작용이 입증된 것이니 참고 바랍니다.

몇 가지 예를 들면,

항 알레르기 작용 ~ 현호색(玄胡索), 황금(黃芩), 황기(黃耆), 애엽(艾葉), 감초(甘草), 細辛(세신), 창이자(蒼耳子) 등

면역 부활 작용 ~ 황련(黃連), 황기(黃耆), 애엽(艾葉), 과루인(瓜蔞仁), 백작약(白芍藥), 감초(甘草) 등

면역 억제 작용 ~ 황백(黃柏), 승마(升麻), 부자(附子), 의이인(薏苡仁), 방풍(防風), 목단피(牧丹皮) 등

항염증 작용 ~ 금은화(金銀花), 포공영(蒲公英), 황련(黃連), 대황(大黃), 홍화(紅花), 연교(連交)

기(氣), 혈(血), 수(水)와 아토피

　기, 혈, 수는 동양의학의 기초 이론 중 하나로 사람의 생명 유지에 반드시 필요한 3요소입니다. 기(氣)는 우리가 살아가는 데에 필요한 근원이라 할 수 있는 에너지로서 부모에게서 받은 선천성 기와 자연에서 생후에 얻은 후천성 기로 나누는데, 원기(元氣)의 기와 상통합니다. 혈(血)은 문자 그대로 우리 몸에 영양분을 주는 체액이나 혈액을 통틀어 말하며, 수(水)는 우리 몸에 있는 무색의 액, 즉 몸 안의 수분이나 체액을 말하는 것으로, 이 기, 혈, 수를 서양의학에 맞추어 본다면 내분비계, 자율신경계, 면역계 모두 관련성이 있다고 볼 수 있습니다. 모든 질환이 그렇겠지만 특히 아토피성 피부염을 치료하기 위해서는 이 자율신경계, 내분비계, 면역계의 순조로운 운행을 중시해야 합니다. 피부에도 기, 혈, 수가 순조로운 운행과 조화를 이루지 못할 경우 피부의 습도가 달라져 원만한 치료가 불가능하기 때문입니다.

기(氣)의 이상

　기는 생명 활동의 기본이 되는 일종의 에너지로, 기가 없거나 이상이 있으면 혈이나 수까지도 문제가 생깁니다. 아토피성 피부염에도 큰 영향을 미치는 것이지요. 몸 안의 기가 허약해지면 기허 상태로 되어 식용 감퇴 무기력, 소화나 흡수장애, 저항력의 약화 같은 상태가 됩니다. 또 거기다가 기울로 발전하면 머리가 맑지 않고 잠에서 깨어나기 힘들거나 쉽게 얼굴이 달아오르고 메스꺼움, 초조, 불안감과 같은 기역(氣逆) 상태가 옵니다. 이처럼 기의 이상이 발견될 때 합당한 기의 치료제를 써주면서 아토피성 피부염을 함께 치료하면 좋은 효과를 거둘 수 있습니다. 예를 들어 아토피성 피부염이 아주 심한데다 체력이 많이 떨어진 상태라면 흔히 보중익기탕(補中益氣湯)을 사용하는데, 또 피부염 부위가 습하여 질척질척할 때는 이 보중익기탕과 소풍산(消風散)을 합방(合方)해서 쓰면 좋은 결과를 볼 수 있습니다.

혈(血)의 이상

근래에는 혈의 이상에서 특수한 경우를 제외하고는 빈혈처럼 심한 증상은 별로 없는 것 같습니다. 혈은 몸 안에 영양을 공급 하는 역할을 하므로, 혈의 이상, 즉 혈허가 나타나면, 피부가 건조해지고 안색이 나빠지고 어지러움을 느끼거나 눈이 침침해지거나 불면증, 탈모증 등의 증상들이 일어납니다. 이러한 혈허에는 사물탕(四物湯), 당귀음자(當歸飮子), 그리고 십전대보탕(十全大補湯) 또 온청음(溫淸飮), 그리고 시호청간탕(柴胡淸肝湯) 등이 사용해 아토피성 피부염의 피부 건조를 막을 수 있습니다.

수 (水)의 이상

기의 역할이 원만해 순환이 잘 되면 피부도 적당한 습도를 유지 할 수가 있지만, 기가 멀쩡해도 수의 순환이 좋지 않으면 피부도 윤기와 습기를 잃어 거칠어집니다. 가끔 피부의 내측에서 멍이 생겨 부종이 생기기도 하는데, 피부

내측이 부풀어 붓는 이 같은 현상을 수독이라고 합니다. 아토피성 피부염 환자의 경우, 피부는 바짝 말라 있는데 긁으면 진물이 흐르는 것이 바로 이 상태입니다. 이런 수독의 증상에는 오령산(五苓散)이나 방기황기탕(防己黃耆湯) 또는 적소두탕(赤小豆湯) 혹은 승양제습탕(升陽除濕湯) 등을 사용하면 탁월한 효과를 볼 수 있습니다.

■ 아토피의 복병, 백내장

아토피성 피부염은 때로 합병증을 동반하는데, 특히 소수에서 발생하는 백내장의 경우 아토피를 난치병으로 이끌어가는 주범입니다.

백내장이란 안구의 수정체가 탁해지는 병으로서 오래 진행이 되면 시력 저하를 불러오는데 청년기 아토피성 피부염 환자의 약 10~20%가 안과 계통의 합병증에 걸려 있다고 알려져 있습니다.

아토피성 피부염에서 백내장이 생기는 원인은 불분명하지만 개중에는 스테로이드제제와 관련이 있다고 추정되는데, 꼭 단정할 수만은 없습니다. 스테로이드제가 나오기 전에도 아토피성 피부염 합병증으로 백내장을 겪은 환자가 있었기 때문입니다.

따라서 어떻게 보면 이것도 체질적인 요인이 많은 비중을 차지하는 듯하며, 가려움 때문에 눈 언저리를 늘 긁는 습관 등도 요인이 될 수 있겠습니다. 현재로서는 노인성 백내장 수술과 같은 방식으로 수술을 시도하는 것이 이롭다고 알려져 있지만, 상세 부분은 반드시 주치의와 상의하기를 권고합니다.

오장(五臟)의 이상과 아토피성 피부염

간(肝), 심(心), 비(脾), 폐(肺), 신(腎) 다섯 개로 이루어진 오장. 이 모두가 각각의 역할을 해내고 있는 우리 건강의 공신입니다. 간은 혈을 저장하고 정서나 감정을 조절하며, 심은 혈을 순환시키고 의식과 정신을 조절하고, 비는

기를 보완하며 양분을 흡수하고, 폐는 기를 보충하며 피부나 호흡을 조절하며, 신은 선천의 기를 저장하고 수분을 조절합니다.

이처럼 오장은 서로 돕기도 하고 억제하기도 하면서 건강을 유지하는데 아토피성 피부염에서도 피부 상태는 물론, 그 외의 정신과 위장 상태 등 모든 내적인 상황을 고려해 오장과의 관계를 유의해 치료에 응해야 합니다.

간의 실조

한의학적으로 간은 정서와 감정을 조절합니다. 이런 간이 약해져 정서가 불안정하거나 스트레스를 느끼면 아토피성 피부염이 악화되기 쉽습니다. 오랜 가려움증과 피로로 인한, 불안정, 피로감, 분노, 거기에다 스트레스까지 받을 경우 간의 실조가 나타납니다. 아토피성 피부염 환자의 예를 들어 보면, 어린 환자가 시도 때도 없이 울고 보채거나, 어른 환자가 항상 예민한 상태로 화를 잘 내거나 침착성을 잃을 경우, 정서나 감정을 조절하는 간의 실조로 보아야 할 것입니다.

- 억간산(抑肝散), 가미소요산(加味逍遙散), 시호청간탕(柴胡淸肝湯), 용담사간탕(龍膽瀉肝湯)

심의 실조

초조감이나 불안감이 심하고 얼굴이 벌겋게 달아오른다면 심의 실조라고 볼 수 있습니다. 심은 정신적 안정을 유지하고 혈을 온몸에 순환시키는 작용을 하는데, 이 작용이 순탄치 못할 경우 피부에 도는 피의 양이 부족해져 피부에 윤기가 사라지고, 불면증, 불안감 또는 초조감 가슴답답증 등의 증상들이 일어납니다. 반대로 심의 작용이 너무 강해도 심열이 온몸에 퍼져서 피부가 뜨겁고 건조하게 되며 가려움증이 심해지기도 합니다. 아토피 환자의 경우 더욱 심한 피부 건조증을 겪게 됩니다.

-황련해독탕(黃連解毒湯), 삼황사심탕(三黃瀉心湯), 반하사심탕(半夏瀉心湯), 산조인탕(山조仁湯), 형개연교탕

(荊芥連交湯)

비의 실조

아토피성 피부염을 치료하기 위해서는 먼저 비허(脾
虛)를 다스려야 하는 경우가 많습니다. 아토피 환자 중에
는 비교적 비허, 즉 소화 기능이 좋지 않은 환자가 많기 때
문입니다. 비는 음식물을 소화시켜 그로부터 곡식의 기를
흡수해 기를 보충하고 혈이나 수의 순환을 원활하게 합니
다. 따라서 비의 기능이 떨어지면 기의 양이 모자라 혈이
나 수가 정체되어 영양분이 미처 피부에 닿지 못해, 바삭
바삭한 건조 피부가 되는 것입니다.

특히 어린이 아토피 시초의 경우, 신과 비의 실조에서
오는 경우가 비교적 많습니다. 식물 단백질이 소화 과정에
서 아미노산으로 잘 분해되어 흡수되면 식물 알레르기도
없을 터, 그러나 어렸을 때에는 소화기의 발육이 미숙해
이 식물 단백질이 완전한 아미노산으로 분해되지 않고 흡
수되어 알레르기가 더 잘 생기는 것입니다. 한의학에서는

소화 흡수력의 저하를 비허로 보고 있으며, 따라서 유유아기(乳幼兒期)때의 아토피성 피부염의 치료에도 비허의 약물이 많이 쓰이고 있습니다.

- 사군자탕(四君子湯), 육군자탕(六君子湯) 또는 소건중탕(小建中湯), 황기건중탕(黃耆建中湯), 인삼탕(人蔘湯), 십전대보탕(十全大補湯), 보중익기탕(補中益氣湯). 증상에 따라 소풍산(消風散)이나 온청음(溫淸飮)과 같은 치료제를 단방으로나 합방(合方)하여 사용.

폐의 실조

많은 아토피성 피부염 환자들이 천식 또는 비염과 같은 질환을 함께 앓습니다. 그것은 이 질환들이 다른 근원이 아닌 폐 계통에서 나왔기 때문입니다. 폐는 신(腎)에서 이루어진 수(水)를 전신에 순환시키고 호흡기, 코, 피부의 기능을 조절하여 외적으로 부터 우리 몸을 보호합니다. 따라서 폐의 실조가 오면 기(氣), 혈(血), 수(水) 모두의 조화가 깨어져 아토피성 피부염이 더욱 악화됩니다.

- 소청룡탕(小靑龍湯), 맥문동탕(麥門冬湯), 자음강화탕(滋陰降火湯), 시호계지탕(柴胡桂枝湯), 마행감석탕(麻杏甘石湯), 청금강화탕(淸金降火湯)

신의 실조

신은 온몸의 수의 일부를 땀이나 소변으로 하여 불필요한 것은 배설을 시키고 필요에 따라 재흡수를 해서 이용합니다. 신의 기능이 나빠지면 수분의 분포가 잘 이루어지지 않아 피부가 쉽게 건조해집니다. 또 신은 선천의 기를 저장하고 있어서, 어릴 때의 아토피성 피부염을 선천의 기가 부족해 혈이나 수의 순환이 나빠지는 신의 실조로 보기도 합니다. 때문에 어린이뿐만 아니라, 성인들의 아토피성 피부염에도 신을 튼튼하게 하는 보신제(補腎劑)를 쓰는 때가 왕왕 있습니다.

- 육미지황탕(六味地黃湯), 육미지황환(六味地黃丸)에 몇 가지 가미한 팔미지황환(八味地黃丸), 금궤신기환(金匱腎氣丸)

3. 아토피성 피부염의 동양의학적 치료

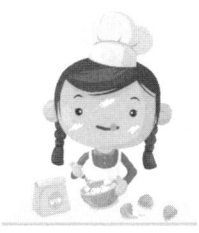

아토피성 피부염은 동서양을 막론하고 그 치료 기간이 길고 환자의 고통은 물론 그 보호자의 고통도 큽니다. 따라서 환자나 보호자는 굳은 각오나 결심으로 치료에 임해야 하고 일시적으로 증상이 좀 나아졌다고 해서 속단해서는 안 됩니다. 여기에 나오는 처방들은 필자 개인의 경험을 바탕으로 한 것임을 미리 밝혀두는 바입니다. 본래 한약 처방이란 객관에 근거하되 주관에 따라서 결론지어집니다. 즉 각 의사들마다 잘 쓰는 처방이 따로 있다는 뜻입니다.

특히 아토피성 피부염에서는 치료와 음식의 관계가 깊고, 또 오랜 기간 동안 잘 먹고 잘 자지 못해 지친 상태인 경우가 많습니다. 그러다 보니 기혈의 부족으로 피부염 치료가 더 지연되는 경우가 많아, 보약과 치료제를 합방해서 사용하는 경우가 많습니다.

표치요법과 본치요법

아토피성 피부염은 틀림없는 피부병이지만 근본적으로 눈에 보이지 않는 병에서 시작된 것입니다. 즉 단순히 피부만을 치료할 것이 아니라 내적인 요인 또한 찾아보는 내외적 양면 치료가 바람직합니다. 예를 들어 피부가 건조해 발진 부위가 바삭바삭한 상태라면 피부를 촉촉하게 적셔주는 온청음(溫淸飮)이 도움이 됩니다. 또 위장이 기능을 잃었을 때에는 인삼탕(人蔘湯) 혹은 향사육군자탕(香砂六君子湯) 또는 삼출건비탕(蔘朮健脾湯) 등과 같은 위장 기능을 높여주는 처방을 단방으로 혹은 온청음 등과 합방해서 쓰면 증상이 호전됩니다.

이상처럼 아토피성 피부염을 치료할 때는, 피부 상태를 진찰해 치료하는 표치요법(標治療法)과 내적인 밸런스를 바로잡는 본치요법(本治療法) 두 가지 모두가 사용됩니다.

예를 들어 여드름 치료의 경우가 표치요법과 본치요법의 두 가지를 응용한 좋은 예라 하겠습니다. 증상이야 밖에 나와 있지만, 그 근원은 내장에 있다고 보고 치료에 임하는 것이지요. 실제로 여드름은 어느 날 갑자기 생기는 것이 아니라, 내장의 어느 부위에 이상이 생겨서 나타납니다. 음양 허실을 가려서 허증이면 사물탕(四物湯)이나 십전대보탕(十全大補湯)을 쓰고, 실증일 경우 계지복령환(桂枝茯苓丸)에 금은화(金銀花), 의이인(薏苡仁) 등을 가미해 사용하는데, 이 대다수가 효과를 보는 것으로 보아 역시 내부에 원인이 있음을 짐작할 수 있습니다.

아토피성 피부염 치료의 처방

일단 피부염이란 홍반 - 구진 - 소수포 - 농포 - 습윤 - 태선 - 가피 형성의 과정을 걷다가 치유되는데, 때로 그 중 한두 가지가 빠지거나 혹은 발진의 순서가 바뀌는 일도 드물게 있습니다. 이번에는 각각의 단계에 어떤 증상이 나타나고 어떤 처방이 필요한가를 알아봤습니다. 여기서 한 가지 잊지 말아야 할 점은 이 같은 발진이 여러 상태로 복합적으로 나타나는 경우도 있으므로, 어느 것이 더 주된 증상인가에 따라서 처방도 달라져야 합니다.

홍반

피부가 붉은 색을 띠거나, 열이 있으면서 붓는 경우도 있습니다. 이때는 흔히 청열제를 쓰는데 처음부터 너무 강한 것을 쓰면, 도리어 증상이 악화되기도 합니다. 예를 들어 피부가 빨갛고 열이 있다면 황련해독탕(黃連解毒湯)이나 백호가인삼탕(白虎加人蔘湯)을 쓰며, 부어 있는 상태면 오령산(五苓散) 재료를 가해서 사용합니다. 또 피부색만 보고 열기를 과하게 내리면 몸이 냉하게 되어 도리어 피부에 좋지 않으므로, 이 같은 경우에는 삼물황금탕(三物黃芩湯)을 쓰면 좋지만, 이 처방은 맛이 무척 쓰기 때문에 증류식으로 달이든가, 소시호탕(小柴胡湯)에 지황(地黃)을 넣어 순한 청열제로 만들어 쓰면 됩니다.

구진

구진이란 피부가 불룩불룩 둥그렇게 부푸른 것을 말하는데 표피 밑에 있는 진피에 수분이 생겨서 일어나는 것입니다. 이러한 구진에는 오령산(五苓散)이나 십미패독탕(十味敗毒散)처럼 약하고 순한 약이 좋습니다.

소수포

중심이 툭툭 튀어 올라온 투명한 수포로 표피까지 수분이 차오른 상태입니다. 역시 오령산(五苓散)이나 십미패독탕(十味敗毒散)에 백질려를 많이 가해 써 주면 도움이 됩니다.

농포

수포에 농이 생긴 상태를 말하는데, 형방패독탕(荊防敗毒散)에 금은화(金銀花), 연교(連交) 그리고 의이인(薏

苡仁)과 같은 소염작용이 있는 약재를 가해서 쓰게 됩니다.

습윤

피부에 발생한 습진 부위가 축축해지는 것을 말하며 피부과 이외의 과에서는 수독이라고 합니다. 이 같은 경우는 오령산(五苓散)이나 소풍산(消風散)을 쓰는데, 만약에 세균에 감염이 되어 농(膿)이 비치면 배농탕(排膿湯)에 소염제 몇 가지 넣어 사용하면 좋습니다.

태선

피부가 꾸둑꾸둑하게 굳어 있고 약간 건조해 바삭바삭한 상태를 말합니다. 이것이야말로 어혈의 한 증상인 셈입니다. 이 경우는 온청음(溫淸飮)이나 시호청간탕(柴胡淸肝湯) 또는 형개연교탕(荊芥連交湯), 때로는 계지복령환(桂枝茯苓丸)과 같은 약물을 쓰면 됩니다.

■ 부위별 구분과 치료

　한의학 용어에 상초, 중초, 하초라는 말이 있습니다. 사람의 몸을 대충 셋으로 나누어 치료의 부위를 정하거나 병변의 위치를 말하는 것입니다. 아토피성 피부염에서도 발진의 성상에 따른 치료 처방도 있지만, 부위별 구분 치료도 있습니다. 목 근처에서 가슴 끝 까지를 상초(上焦)로 보고, 가슴 밑에서 배꼽 밑쯤 까지를 중초(中焦)로 보며 그 밑을 하초(下焦)로 나누어, 발진이 상초에 많이 났다면 주로 시호청간탕(柴胡淸肝湯)을 쓰고, 중초에 많다면 형개연교탕(荊芥連交湯)을, 그리고 하초에 많이 났을 경우에는 용담사간탕(龍膽瀉肝湯)을 사용하기도 합니다.

　　본원에서는 한약을 달여서 그대로 쓰는 경우도 간혹 있지만 대부분을 한약재를 발효, 숙성시켜서 맛이 쓰지 않고 약효를 높이는데 최선을 다하고 있습니다. 한약에 익숙하지 않은 어린이들도 맛이 달콤하기 때문에 거부감없이 잘 마시며, 약의 기능 또한 업그레이드되어 치유효과가 좋은 편입니다.

　　외용으로 연구개발한 크림은 동백씨, 살구씨 등 여러 가지 씨앗이 원료가 되며, 씨앗 하나하나에 생명체와 에너지가 축적되어 있는 응집체입니다. 이 씨앗으로 만든 크림은 피부의 수분 증발을 막고 피부에 잘 스며들어 참을 수 없는 가려움에 진정작용을 합니다. 현재 씨앗크림은 몇몇 한의원에서도 진단, 임상 치유에 응용한 결과 호전된 환자들이 늘고 있으며, 진물이 나는 축축한 피부와 거칠거칠한 건성 피부, 빨갛게 발진된 피부로 나룰 수 있습니다.

4. 아토피 치료와 의식주

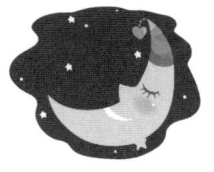

    몇 국가의 역학 조사를 살펴보면 아토피성 피부염이 난치성으로 발전하는 이유는 무엇보다도 대기오염 등 옥외 환경보다는 실내 환경의 영향이 크다고 합니다. 즉 이 연구 조사는 아토피성 피부염 치료가 의, 식, 주 와 직간접으로 연결되어 있다는 주지의 사실과도 깊은 연관이 있습니다. 실제로 아토피성 피부염 치료에서는 의식주의 개선을 중점적으로 강조합니다. 약을 쓰고 치료하는 것도 중요하지만 기본적으로 식생활과 환경을 바꿈으로써 훨씬 더 좋은 효과를 볼 수 있기 때문입니다. 지금부터 아토피성 피부염 치료에서 강조되는 의식주의 변화, 그 상세한 내용을 살펴보도록 합시다.

피부에 닿는 것부터 바꿔라

의는 옷, 즉 의복을 말합니다. 사실 아토피성 피부염 환자의 옷이 따로 있는 것은 아니며, 무엇보다도 편한 옷이 최고겠지만, 개중에 중요한 몇 가지를 지적해 보려고 합니다.

무엇보다도 중요한 것은 내복입니다. 내복은 직접 살에 닿기 때문이지요. 따라서 가급적이면 보드라운 것이 이상적이며, 특히 꿰맨 자리가 걸리적거리거나, 압박을 줄 수 있는 마디 등은 주의를 기울이고, 여성의 경우 유방 부위에 발진이 있다면 브래지어를 착용할 때 거즈 따위를 중간에 대는 것이 좋습니다. 또한 팬티나 양말도 압박이 가는 것은 피하는 것이 좋습니다. 또 목의 피부염을 감추기 위해 머플러나 목폴라티를 입거나, 다른 천 등을 감는 것은 피부염을 더 악화시키게 되니 주의합시다.

■ 새 옷은 꼭 빨아서 입자!

새로 생산된 옷에는 공정 과정에서 투여되는 수많은 화학약품뿐만 아니라 눈에 보이지 않는 먼지 등 불순물이 듬뿍 묻어있습니다. 따라서 피부에 접촉할 것들은 내복도 물론이거니와 모든 옷들은 빨아서 입는 것이 안전합니다.

그 다음으로 중요한 것은 바로 침구입니다. 우리는 죽을 때까지 일생의 약 4분의 1을 이불 속에서 지냅니다. 하지만 지금도 그 침구 안에 알레르기, 더 나아가 아토피성 피부염의 원인이 되는 진드기가 이불 안에 많다는 것을 모르는 분들도 있습니다. 이불은 그 집안의 내력이나 습관 그리고 개인의 기호에 따라 종류나 모양새는 다릅니다만, 어떤 것이 되었든 통째로 세탁이 가능한 것이 좋습니다. 또 진드기는 건조함에 약하고 50℃ 정도의 열만으로도 죽기 때문에 가끔 햇빛에 널어서 말리는 것이 좋습니다. 마지막으로 아토피성 피부염 환자의 의복이나 침구는 자주 세탁을 하는 것이 중요하지만 세제보다는 비누를 쓰는 것이 낫고, 비누든 세제든 일단 빤 뒤에는 깨끗이 헹구는 것이 더 중요하다고 하겠습니다.

무엇을 먹어야 할까?

아토피 치료의 가장 기본은 가려움증을 없애는 것인데, 여기서 가장 중요한 역할을 하는 것이 바로 식생활, 즉 음식의 조절입니다. 우리는 오랜 시간 동안 전통적인 식생활을 해왔습니다. 그러다가 1960~70년대부터 경제가 발전하면서 그에 따라 식생활의 양상도 달라졌습니다. 서구적인 육식을 비롯해 고단백 고지방의 식품이 각광을 받게 되면서 이미 수많은 만성 또는 노인성 질환 등이 증가해왔습니다. 그리고 현재 세계적인 난치병으로 불리고 있는 아토피성 피부염 역시 그러한 식생활의 영향을 받았다고 보는 것이 확실합니다. 따라서 아토피성 피부염 환자가 있는 가정에서는 이를 계기로 점차 자연식 쪽으로 돌려보려고 노력하는 것도 바람직하다고 하겠습니다.

실제로 우리 주변을 보면 아토피성 피부염 환자들의 경우, 어느 특정한 음식을 먹은 뒤 가려움이 심해졌다고 토로하는 것을 자주 보게 됩니다. 이처럼 아토피 자체가 상당히 까다로운 질환인 만큼 많은 음식 조절이 필요하지만, 개중에 가장 피해야 할 음식으로 식물성 기름과 당류, 고단백 식품을 꼽을 수 있습니다.

　　콩기름, 옥수수기름, 참기름 등 식물 종자에서 짠 기름은 피지선을 통하여 피부의 표면으로 배출되면서 가려움을 유발하고 습진을 악화시키고, 당류와 고단백 역시 피부 염증에 일조를 합니다. 하지만 아토피성 피부염 환자에게 너무 통념적으로 음식을 금하는 것 또한 위험한 일입니다. 이것저것 조금씩 바꾸어 먹거나 몸에 적응을 시키면서 환자에게 적합한 것을 개발해야 한다는 뜻입니다. 하지만 여기서 명심해야 할 것은 섣부른 모험을 해서는 안 된다는 것입니다. 즉 모든 당류, 모든 식물성 기름, 모든 고단백이 모든 아토피 환자의 피부염을 악화시키는 것은 아닙니다. 환자 각각의 체질 차이 때문입니다. 따라서 환자 자신은 물론 그 보호자도 환자가 가진 아토피의 특성을 잘 살피고 주치의의 조언을 받아 균형 있는 식단을 꾸미도록 노력해야 합니다.

■ 슬기로운 식이요법

　　수유기의 어린이들에게는 비교적 우유에 알레르기 반응을 일으키는 경우가 많아, 모유를 먹는 쪽이 이롭다고 알려져 있습니다. 하지만 날로 성장발육을 하는 아이들의 경우 식생활의 문제가 심각해집니다. 한창 자라야 할 나이에 음식을 제대로 먹지 못하면 아토피성 피부염의 치료가 지연되기도 하려니와 정상적으로 성장, 발육하는 기능도 떨어질 수 있기 때문입니다. 대개 아토피성 피부염에 좋지 않다는 식품들의 경우, 영양가가 높은 게 대다수입니다. 그러니 이 무렵이 되면 식품에 대한 지나친 금기 보다는 확실한 결과를 보고 음식을 선택해야 합니다. 어떤 식품을 금하게 되었다면 그에 버금가는 다른 식품을 발굴해 대체 영양분을 공급하도록 하고, 주치의와 영양

사에게도 끊임없이 의논해야 합니다. 엄마들의 슬기와 노력은 바로 이럴 때 발휘됩니다.

식단을 만들되 매일 바꾸어 가면서 회전식으로 해보는 것도 좋거니와, 영양이 고루 포함된 식사를 하루 3끼 꼭 먹이도록 합니다. 3식을 할 때는 균형 있게, 예를 들어 아침에는 적은 양을 먹었다가 저녁에는 많은 양을 먹지 않도록 세 끼 분량을 거의 비슷하게 조절해야 합니다. 또 간식이나 야식은 피하고, 너무 단 것, 날 것, 너무 찬 것, 기름진 것, 너무 짠 것 등을 요리법으로 잘 조절하면 좋겠습니다.

환경이 건강이다

의식주의 마지막인 주는, 말 그대로 집이나 생활환경을 뜻합니다. 사실 요즘 우리가 사는 집들은 참 편리하게 되어 있습니다. 대표적인 주거지로는 아파트를 들 수 있는데, 시골의 논이나 밭 근처, 심지어는 산기슭에도 우후죽

순처럼 아파트가 들어서고 있습니다.

아토피성 피부염에서 문제가 되는 건 아파트 그 자체가 아니라, 건축 자재에서 비롯되는 화학 물질입니다. 실제로 이 건축자재의 화학 물질이 알레르기와 피부염을 일으킨다는 보고가 있습니다. 굳이 이 건축자재만을 탓할 것은 아니지만, 아토피성 피부염을 치료하려면 이처럼 기본적이고 보이지 않은 생활 주변까지 점검해야 한다는 뜻입니다.

실제로 옛날 한식집이 아토피성 피부염에 유익하다고 좋은 평판을 받고 있습니다. 시골집으로 이사한 뒤 피부염이 호전되었다는 예도 있는데, 반면 시골에 갔는데도 나아지지를 않아 다시 서울로 왔다는 경험담도 있으니, 역시 개인의 차는 어디나 존재하나 봅니다.

하지만 알레르기를 일으키는 원인으로 볼 수 있는, 진드기, 먼지, 곰팡이, 짐승의 털 등은 언제나 우리 생활 주변에 깔려 있습니다. 예를 들면 카펫, 침구 등등입니다.

실제로 아토피성 피부염 환자라면, 카펫을 가급적 사용하지 않는 것이 좋고, 소파는 천보다는 가죽을 권장합니다. 청소는 자주 하며 진공청소기든 그냥 걸레든 다만 속속들이 정성껏 깨끗하게 하는 것이 바람직합니다.

그 다음으로는 피부의 습기와 직접적으로 관계가 있는 실내 온도입니다. 환자의 체질이나 생활 습관에 따라 조금씩의 차이는 있지만, 너무 춥지도 덥지도 않은 상태가 바람직합니다. 이는 환기를 적당히 시킨다는 전제 하에서입니다. 가습기나 제습기는 환자의 피부 상태에 따라서 조절하되 이 부분도 주치의와 상의하여 결정하는 것이 좋겠습니다. 예를 들면 피부가 건조하여 바삭바삭할 경우에는 가습기를, 발진 부위가 수분이 축축한 상태라면 제습기를 사용하는 등 그때그때 순발력을 발휘할 필요가 있습니다.

마지막으로 내가 사용하는 많은 생활용품을 점검해 보는 것도 중요합니다. 건축 자재뿐만 아니라 가구, 식기, 기타 모든 생활용품에도 유독성 화학물질인 포르말린이 사용된다는 것을 아시는 분은 아실 것입니다. 한때 불었던 유리 그릇 열풍도, 바로 플라스틱의 유해성이 우리의 몸에 악영향을 미친다는 연구 결과에서 비롯된 것이었습니다.

기본적이고 큰 거주 환경이나 자연 환경 부분도 물론

중요하겠지만, 무엇보다도 내 생활 가까운 곳부터 점검하고 바꿔나가는 일이 아토피 환자에게는 절대적으로 필요한 일이라고 하겠습니다.

5. 한의학적 처방

▶ 이 처방은 아토피성 피부염에 비교적 필자가 자주 써 온 것이므로 합방, 가미방 등은 증상에 따라 각자 조절하여 처방하시기 바랍니다.

○ 가미소요산 (加味逍遙散) ~ 和劑局方 (숫자는 g.)

當 歸	牧丹皮
白芍藥	山梔子 各4.0
白 朮	生 干 2.0
白茯笭	甘 草
柴 胡 各4.0	薄 荷 各1.5

○ 갈근탕 (葛根湯) ~ 傷寒論

葛 根 8.0	桂 枝
麻 黃	白芍藥 各3.0
大 召 各4.0	乾 干 1.0

○ 계지복령환 (桂枝茯苓丸) ~ 金匱要略

桂 枝 桃 仁

白茯苓 白芍藥 各4.0

牧丹皮

○ 교감단 (交感丹) ~ 万病回春

香附子 600 白茯神 150 이상을 세말하여 밀환 탄자대로하여 1회 1환씩 강기탕으로 복용한다.

강기탕은 香附子 白茯神 甘草 各4.0

○ 금궤신기환 (金匱腎氣丸) ~ 金匱要略

六味地黃湯에 加 牛膝 車前子 3.0 임

○ 당귀작약산 (當歸芍藥散) ~ 金匱要略

白芍藥 8.0 澤 瀉 各6.0

白 朮 當 歸

白茯苓 川 芎 各4.0

○ 도인승기탕 (桃仁承氣湯) (一名 桃承氣湯) ~ 傷寒論

大 黃 12.0 甘 草 4.0

肉 桂 桃 仁 6.0

芒 硝 各8.0

○ 마행감석탕 (麻杏甘石湯) ~ 傷寒論

麻 黃　　　甘 草 2.0

杏 仁 各8.0　　石 膏 10.0

○ 맥문동탕 (麥門冬湯) ~ 金匱要略

麥門冬 10.0　　人 蔘

半 夏　　　甘 草

粳 米 各5.0　　大 召 各2.0

○ 반하백출천마탕 (半夏白朮天麻湯) ~ 東垣, 脾胃論

半 夏　　　黃 耆

陳 皮　　　天 麻

麥 芽 各6.0　　白茯笭

白 朮　　　澤 瀉 各2.0

神 曲 炒 各4.0　乾 干

蒼 朮　　　黃 柏 酒炒 各1.0

人 蔘

○ 반하사심탕 (半夏瀉心湯) ~ 傷寒論, 金匱要略

  半 夏 6.0   乾 干
  人 蔘   大 召 各3.0
  黃 芩   黃 連 1.5
  甘 草

○ 반하후박탕 (半夏厚朴湯) (별명~四七湯 大七氣湯) ~ 金匱要略

  半 夏   甘 草 2.0
  橘 皮   生 干 3片
  赤茯笭各4.0

○ 방기황기탕 (防己黃耆湯) ~ 金匱要略

  防 己   甘 草
  黃 耆 各5.0   乾 干 各1.5
  白 朮
  大 召 各3.0

○ 배농탕 (排膿湯) ~ 金匱要略

  桔 梗   甘 草 各3.0
  大 棗 各8.0   生 干 2.0

○ 백호가인삼탕 (白虎加人蔘湯) ~ 傷寒論

石 膏 20.0　　人 蔘 4.0

粳 米 12.0　　甘 草 3.0

知 母 6.0

○ 백호탕 (白虎湯) ~ 傷寒論

石 膏 20.0

粳 米 各8.0

知 母 8.0

甘 草 3.0

○ 보중익기탕 (補中益氣湯) ~ 弁感論

黃 耆 6.0　　當 歸

人 蔘　　　陳 皮 各2.0

白 朮　　　升 麻 酒洗

甘 草 各4.0　　柴 胡 酒洗 各1.5

○ 사군자탕 (四君子湯) ~ 和劑局方

人 蔘　　　白茯笭

白 朮　　　甘 草 各5.0

○ 사물탕 (四物湯) ~ 和劑局方

熟地黃　　　川　芎

白芍藥　　　當　歸 各10.0

○ 사칠탕 (四七湯) ~ 金匱要略

半　夏 8.0　　厚　朴 5.0

赤茯笭 6.0　　蘇　葉 3.0

生　干 ~ 7片　大　召 ~ 2枚

○ 삼물황금탕 (三物黃芩湯) ~ 金匱要略

熟地黃 8.0　　苦　蔘 4.0

黃　芩 4.0

○ 산조인탕 (酸棗仁湯) ~ 金匱要略

酸棗仁　　　川　芎 各4.0

百茯笭 各6.0　　甘　草　2.0

知　母

○ 삼황사심탕 (三黃瀉心湯) ~ 金匱要略

大　黃 4.0　　黃　連 各2.0

黃　芩

○ 소건중탕 (小建中湯) ~ 傷寒論, 金匱要略

白芍藥 20.0　　膠 飴 40.0

桂 枝 12.0

甘 草 6.0

○ 소청룡탕 (小靑龍湯) ~ 傷寒論, 金匱要略

半 夏　　　細 辛

麻 黃　　　乾 干

白芍藥　　　桂 枝

五味子 各6.0　　甘 草 灸 各4.0

○ 소풍산 (消風散) ~ 外科正宗

當 歸　　　　　知 母

乾地黃 (或, 生地黃)　　胡 麻 各2.0

石 膏 各4.0　　　蟬 退

防 風　　　　　苦 蔘

蒼 朮　　　　　荊 芥

木 通　　　　　甘 草 各1.5

牛蒡子 各3.0

○ 승양제습탕 (升陽除濕湯) ~ 醫鑑

蒼 朮 6.0　　　澤 瀉

升 麻　　　猪 苓 各3.0

柴 胡　　　陳 皮

羌 活　　　麥 芽

防 風　　　甘 草 灸 2.0

神 曲

○ 십미패독산 (十味敗毒散) ~ 寶鑑 (別方)

白茯苓 6.0　　　　川 芎 各4.0

防 風　　　荊 芥

柴 胡　　　甘 草

羌 活 (또는 樺 皮)　　生 干 各2.0

桔 梗

○ 십전대보탕 (十全大補湯) ~ 和劑局方

人 蔘　　　川 芎

白 朮　　　白芍藥

白茯苓　　　黃 耆

熟地黃　　　肉 桂 各4.0

當 歸　　　甘 草 2.0

○ 시호계지탕 (柴胡桂枝湯) ~ 傷寒論, 金匱要略

柴 胡 6.0　　　黃 芩

半 夏　　　　大 召

桂 枝　　　　甘 草 各2.0

白芍藥 各4.0　　生 干 3片

人 蔘

○ 시호청간탕 (柴胡淸肝湯) ~ 外科樞要

柴 胡 4.0　　　山梔子

當 歸　　　　連 交

白芍藥　　　　桔 梗

川 芎　　　　牛蒡子

乾地黃　　　　天花粉

黃 芩　　　　薄荷葉

黃 柏　　　甘 草 各2.0

○ 억간산 (抑肝散) ~ 保嬰撮要

白 朮　　　釣鉤藤 各3.0

白茯笭4.0　　柴 胡

當 歸　　　甘 草 各2.0

川 芎　(加 半夏 5.0 陳皮 3.0 尤好)

○ 영계출감탕 (苓桂朮甘湯) ~ 傷寒論, 金匱要略

　　白茯苓 6.0　　　白　朮 3.0

　　桂　枝 4.0　　　甘　草 2.0

○ 오령산 (五苓散) ~ 傷寒論, 金匱要略

　　澤　瀉 10.0　　猪　苓 各6.0

　　赤茯苓　　　　肉　桂 2.0

　　白　朮

○ 온청음 (溫淸飮) ~ 万病回春

　　當　歸　　　黃　芩 各4.0

　　乾地黃 各5.0　　黃　連

　　白芍藥　　　　黃　柏

　　川　芎　　　山梔子 各3.0

○ 용담사간탕 (龍膽瀉肝湯) ~ 入門

　　草龍膽　　　生地黃

　　柴　胡　　　當　歸

　　澤　瀉 各4.0　　山梔子

　　木　通　　　黃　芩

　　車前子　　　甘　草 各2.0

赤茯笭

○ 우귀음 (右歸飮) ~ 景岳全書

熟地黃 12.0　　山茱萸

山　藥　　　附　子炮

枸杞子　　　肉　桂

杜　冲 各8.0　甘　草 各4.0

○ 육군자탕 (六君子湯) ~ 万病回春

四君子湯에 加 半夏 6.0 陳皮 4.0

즉 半　夏　　　人　蔘 4.0

白　朮 各4.0　甘　草 2.0

陳　皮　　　生　千 3片

白茯笭　　　大　召 2枚

○ 육미지황탕 (六味地黃湯) ~ 金匱要略

熟地黃 8.0　　白茯笭

山　藥　　　牧丹皮

山茱萸 各4.0　澤　瀉 各3.0

○ 이음전 (理陰煎) ~ 損益

熟地黃 20.0　　肉　桂

當　歸　12.0　甘　草 各4.0

乾　干　8.0

○ 인삼탕 (人蔘湯) ~ 一名理中湯 ~ 傷寒論

人　蔘　　　乾　干 各8.0

白　朮　　　甘　草 灸4.0

○ 자음강화탕 (滋陰降火湯) ~ 万病回春

白芍藥　6.0　　生地黃 酒炒

當　歸　5.0　　陳　皮 各3.0

熟地黃　　　知　母 鹽水炒

麥門冬　　　黃　柏 鹽水炒

白　朮 各4.0　甘　草 各2.0

生　干 3片　　大　召 - 2枚

○ 적소두탕 (赤小豆湯) ~ 得效

赤小豆　　　澤　瀉

猪　笭　　　當　歸

桑白皮　　　商　陸

防 己　　　赤芍藥 各4.0

連 交　　　生 干 - 5片

○ 청금강화탕 (淸金降火湯) ~ 醫鑑

陳 皮　　　前 胡

杏 仁 各6.0　　瓜蔞仁

赤茯笭　　　黃 芩

半 夏　　　石 膏 各4.0

桔 梗　　　只 角　3.0

貝 母　　　甘 草　1.0　生 干 ~3片

○ 치자청간탕 (梔子淸肝湯) ~ 醫學入門

柴 胡　8.0　　　赤芍藥

梔子 酒炒　　　當 歸

牧丹皮 各6.0　　牛蒡子 各4.0

赤茯笭　　　青 皮

川 芎　　　甘 草 灸 各2.0

○ 팔물탕 (八物湯) ~ 薛氏 醫案

(四物湯과 四君子湯을 合方 한 것)

人 蔘　　　熟地黃

白　朮　　　白芍藥

白茯笭　　　當　歸

甘　草　　　川　芎 各6.0

○ 팔미지황환 (八味地黃丸) ~金匱要略

六味地黃湯에 加 肉桂 附子炮 1.0 한 것

○ 형개연교탕 (荊芥連交湯) ~ 萬病回春

荊　芥　　　枳　角

連　交　　　黃　芩

防　風　　　梔　子

當　歸　　　白　芷

川　芎　　　桔　梗 各3.0

白芍藥　　　甘　草　2.0

柴　胡

○ 형방패독산 (荊防敗毒散) ~醫鑑

人　蔘　　　川　芎

柴　胡　　　赤茯笭

前　胡　　　荊　芥

羌　活　　　防　風

獨 活　　　甘 草 各4.0

枳 角　　　生 干 3片

桔 梗

○ 황기건중탕 (黃芪建中湯) 傷寒論, 金匱要略

白芍藥 20.0　　甘 草 各6.0

桂 枝　12.0　　膠 飴 40.0

黃 芪

○ 황련탕 (黃連湯) ~ 傷寒論

黃 連 8.0　　桂 枝 各4.0

人 蔘 6.0　　甘 草 2.0

半 夏　　　生 干

乾 干　　　大 召 2枚

○ 황련해독탕 (黃連解毒湯) ~外台秘要

黃 連

黃 芩

黃 柏

梔 子 各5.0

(萬病回春 柴胡 4.0 白芍藥 連交 各3.0 이 더 들어 있음)

6. 피부에 바르는 한방 씨앗 크림

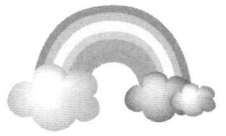

아토피는 먹는 것도 중요하지만 피부에 직접 바르는 연고제를 선택할 때도 신중을 기해야 한다. 피부의 환부에 직접적으로 영향을 미치기 때문이다. 특히 이 피부 연고제는 사람에 따라 증상이 다르므로 반드시 피부에 조금씩 시험을 해본 후 사용해야 한다.

예로부터 우리 민간요법에서는 많은 피부 치료제들을 개발해왔다. 그중에서도 아토피에 이용되는 민간요법으로는 민들레, 토끼풀이나 유기농법 야채로 만든 액체 형태의 소염제, 나무로 숯을 만드는 과정에서 나오는 연기를 액화시킨 목초액이나 알로에 등이 사용되기도 한다. 하지만 이것들은 철저한 검증 과정 없이 그대로 피부에 발랐을 경우 피부 증상을 더 악화시키기도 한다. 반면 의학적인 검증과 연구를 거쳐 만든 의료용 한방 크림의 경우 그 안전성이 보장될 뿐 아니라, 사용도 간편하다. 근래 들어 스테로이드와 더불어 의약용 한방 크림이 각광을 받는 이유도 여기에 있다.

그중에서도 두드러지는 아토피용 소염 크림 중에 씨앗 크림이 있다. 예로부터 한 알의 씨앗 속에는 온 우주가 들어 있다고 했다. 한 알 한 알의 씨앗은 살아 숨쉬는 생명체로서 식물체 전부의 에너지가 고농도로 집약된 생기의 응집체기 때문이다.

그리고 이 씨앗으로 만든 크림은 피부의 수분 증발을 막아 가려움을 진정시킬 뿐만 아니라, 피부에 스며드는 흡수율이 화학 크림에 비해 월등하다. 또한 수실제로 이 씨앗은 여러 일반 화장품 등에서도 이용되지만 아토피용 씨앗 크림은 다양한 연구 과정을 거쳐 아토피 환자에게 적합하게 개발되었다.

씨앗 크림의 원료와 원리는 복잡하면서도 간단하다. 씨앗 크림의 경우는 동백씨, 포도씨, 살구씨 등 7-8가지의 원료가 사용된다. 그리고 이렇게 만든 크림을 피부나 경혈 등에 일정한 원리로 접촉시키면 씨앗의 성분인 테라핀, 피튼치트, 음이온 등이 인체에 스며드는 결과를 기대할 수 있다. 즉 나쁜 기운은 씨앗이 빨아들이고 씨앗의 좋은 기운이 환부에 영향을 주는 이른바 교환 현상이 일어나는 것이다. 실제로 통 씨앗을 거즈에 싸서 환부에 붙일 경우 씨앗이 검게 변색되는 현상을 볼 수 있는데, 씨앗 크림은 바로 이러한 에너지 교환의 원리를 이용한 결과물이라고 할 수 있다.

현재 씨앗 크림은 다수의 한의원에서 진단, 제조하여 판매하고 있으며 근래 들어 많은 호전 증상들이 증명되면서 많은 환자들에게 사랑받고 있다.

Atopy 3

아토피 상식 Q&A

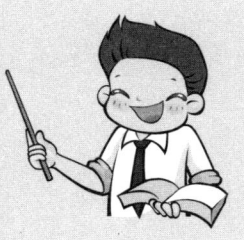

아토피성 피부염에서 제일 중요한 것은

보습이므로 목욕을 마친 3분 내로

반드시 보습제를 발라주도록 합니다.

Q 아토피 피부염이 있는데 목욕을 하는 건 좋지 않나요? 또 온천이 피부염에 치료 효과가 있다고 하는데 자세한 사항을 알고 싶습니다.

A 목욕이 일시적인 발진을 일으켜 아토피성 피부염 환자에게는 좋지 않다는 말은 있지만, 몸을 청결하게 하고 국소용 스테로이드제의 투과율을 10배 이상 높인다는 점에서 나쁘다고 말할 수는 없습니다. 특히 목욕 시에 암염 등의 소금을 약간 타는 방법이 비교적 호평을 받고 있는데, 천일염은 바닷물 자체가 오염되어 있으므로 권장할 만하지 않습니다. 주의점은 목욕 시에 때밀이 수건 등을 절대로 사용하지 말 것이며, 물기를 닦을 때에도 타월로 비비는 대신 물기만 닦도록 하며, 비누나 샴푸는 자극성이 적은 것을 쓰도록 하십시오. 또 아토피성 피부염에서 제일 중요한 것은 보습이므로 목욕을 마친 3분 내로 반드시 보습제를 발라주도록 해야 합니다.

두 번째로 온천의 경우, 아토피성 피부염과 기타 피부염에 도움을 준다는 의견과 그렇지 않은 의견이 있습니다만, 대다수는 온천의 효능을 인정하고 있습니다. 하지만 우리나라에는 적당한 온천이 없다고 하니 좀 아쉬움이 있군요. 또 일본의 경우도 그렇게 많은 온천이 있어도 아토피성 피부염에 유효하다는 온천은 10개 이내에 불과하다고 합니다. 따라서 온천이라고 무조건 아토피성 피부염에 효과가 있다고는 할 수 없습니다.

Q 몇 년째 심한 아토피성 피부염을 앓고 있는 중학교 여학생입니다. 지금은 꾸준한 치료로 예전보다 나아졌지만 한때 긁었던 피부 부위가 검게 색소 침착이 되었습니다. 이 부분이 다시 옛날처럼 돌아갈 수 있을까요?

A 많은 분들이 심한 아토피성 피부염으로 비슷한 고충을 겪고 있으니 너무 깊이 고민하다가 마음 상하지 않으시기 바랍니다. 질문하신 검게 변한 부위는 손대지 않으면 6개월에서 1년 사이 원래대로 회복됩니다만, 다시 재발하거나 계속 가려워지기 때문에 피부가 회복할 시간이 없는 것입니다. 이것은 가급적 손을 대지 않고 시간에 기대는

수밖에 없습니다. 자칫 이 색소를 제거할 목적으로 약제를 도포하거나 임의적 치료를 할 경우 피부에 자극을 주어 피부염이 더 심해질 수 있으니 이런 치료는 지양하는 것이 좋습니다.

Ⓠ 음식물 알레르기를 일으키는 대표적인 음식을 알고 싶습니다. 개괄적으로 정리해 주시면 고맙겠습니다.

Ⓐ 개개인에 따라 알레르기를 일으키는 원인 음식물이 다르기는 하나 일반적으로 우유, 계란, 밀, 콩, 땅콩 등이 지적되고 있습니다. 오히려 닭고기나 소고기, 돼지고기 등은 거의 알레르기 반응을 일으키지 않는 경우가 많습니다. 또 계란, 콩, 밀 등도 일정 기간 금식하면 알레르기를 일으키지 않지만, 새우나, 조개류, 생선류, 건과류 등은 알레르기가 오래 지속되는 식품이므로 주의가 필요합니다. 특히 땅콩의 경우는 아주 조금만 먹어도 알레르기가 심하게 나타나고 심할 경우 사망에 이른 보고도 있습니다. 가끔 사탕이나 과자에 소량의 땅콩이 포함된 경우가 있는데, 이

역시 철저히 금해야 합니다. 다음은 일반적으로 더 넓은 범주로 알려진 알레르기 원인 음식, 금식해야 할 음식을 표로 분류한 것이니 참고 바랍니다.

 일반적인 아토피 원인 식품 /일반적인 금지 식품

어류 - 새우, 조개, 고등어, 연어, 참치 등

달걀 및 유제품 - 달걀, 우유, 치즈 등

육류 - 소고기, 돼지고기, 닭고기 등

곡류 - 쌀, 밀, 고구마, 메밀, 깨 등

채소류 - 감자, 고구마, 시금치, 파슬리 등

과일류 - 복숭아, 귤, 오렌지, 토마토 등

가공식품 - 빵, 과자, 햄버거, 라면, 피자 등

식품첨가물 - 화학조미료, 방부제, 착색제 등

고지방 식품 - 튀긴 음식, 지방 많은 육류 등

히스타민 함유식품 - 토마토, 커피, 초콜릿 등

설탕 첨가 식품 - 사탕, 아이스크림 등

혈관 오염, 자극 식품 - 향신료, 술, 담배 등

Q 임신 4개월의 예비엄마입니다. 예전에도 약한 아토피 증상이 있긴 했지만 임신 중인 요즘 들어 증상이 훨씬 심각해졌습니다. 밤이면 심한 가려움증 때문에 한숨도 자지 못하는 날이 많습니다. 임신을 하면 본래 증상이 이렇게 악화되나요? 가려움증을 덜 방법은 없을까요?

A 네, 그렇습니다. 대부분의 아토피 여성들이 임신 중에 아토피 피부염이 악화됩니다. 하지만 아무리 증상이 심해도 일부 항히스타민제를 제외한 약물은 복용해서는 안 됩니다. 그래서 이 때문에 고충이 더 심해지기도 합니다. 따라서 환자 스스로 적극적으로 피부의 청결은 물론, 보습제를 충분히 발라서 가려움증을 막아야 합니다. 병변이 넓지 않다면 국소적으로 바르는 스테로이드를 사용해도 무방합니다.

Q 고3 올라가는 남학생입니다. 요즘 들어 성적 때문에 여러모로 스트레스를 받았더니 피부염이 더 심해지는 것 같습니다. 또 스테로이드가 암을 유발한다는 뉴스를 보고

바르던 연고까지 끊은 상황입니다. 스트레스로 피부염이 더 악화되는 경우는 어떤 치료법이 좋을까요?

A 아토피성 피부염의 발병 또는 악화 원인 중에 빼놓을 수 없는 것이 바로 스트레스입니다. 특히 고3 학생이시라면 진학 때문에 정신적 스트레스는 물론 육체적인 피로로 아토피성 피부염이 더 악화될 수 있습니다. 그럴 때는 일단 스트레스를 잘 관리하는 것이 중요합니다. 마음을 편히 가지고 나와 비슷한 처지에 있는 사람들의 조언을 듣는 것도 중요합니다. 또 많은 환자분들의 걱정과는 달리 스테로이드는 암과 아무 상관이 없습니다. 연고 바르는 일을 재개하시고, 무엇보다도 전문의를 찾아 생활, 치료 전반에 대한 상세한 조언을 들어 봅시다. 아는 것이 힘이고, 그 힘이 스트레스를 이겨내는 힘이 되어줄 것입니다.

Q 생후 1년 반 된 아이의 엄마입니다. 일찍부터 아토피가 시작된 아이가, 밤에 잠도 잘 못자고 하다 보니 많이 예민해졌습니다. 밤마다 얼마나 긁어대는지 손톱을 짧게 잘

라주었는데도 여러 곳에 흥이 졌습니다. 또 낮에 깨어 있을 때도 투정이 심합니다. 예민한 아이를 차분하게 달랠 방법이 없을까요?

A 아토피성 피부염을 앓는 아이들은 육체적으로나 정신적으로도 쉽게 지치게 됩니다. 그럴 때 보호자 역시 그런 아이를 바라보며 마음이 무거워집니다. 그럴 때, 일단은 아이의 병을 빨리 낫게 하겠다는 엄마 자신의 결단을 다시 한 번 세울 필요가 있습니다. 아이가 불편한 것은 없는지, 음식 조절은 잘 되고 있는지, 병을 악화시키고 있는 요인은 없는지 주변을 살펴보시고 개선점을 찾아보세요. 그리고 그런 근본적인 문제 해결을 결심했다면, 이제는 아이의 주의를 가려움증에서 돌릴 수 있는 안전한 장난감 등을 활용해 보시는 것도 좋은 방법입니다. 환경호르몬을 발생하지 않는 나무토막 장난감, 피부를 자극하지 않고 세탁이 쉬운 장난감 등을 선별해 아이에게 주십시오. 특히 아토피 아이에게는 손을 많이 움직이는 놀이가 좋습니다. 실제로 많은 아이들이, 블록이나 구슬 끼우기 같은 손 놀이

를 하나보면, 처음에는 긁을 손이 없어 못 긁다가 이내 가려움까지 잊게 됩니다. 또 하루의 중간 중간 혼자 놀이 말고도 아이가 좋아하는 것, 이를테면 '엄마와 장난치기' 등을 하도록 배려해 주세요. 마지막으로 잠을 잘 때 습관적으로 긁는다면 가벼운 면장갑을 자기 전에 끼워주면 불필요한 상처가 생기는 것을 막을 수 있습니다.

Q 아토피를 앓고 있는 성인입니다. 보습제나 비누, 이 모든 것을 아토피 전용으로 해결하자니 들어가는 돈이 만만치 않습니다. 그래서 보습제와 비누를 개중 순한 것으로 골라 사용하고 있는데 크게 더 심해지거나 하지는 않고 있습니다. 앞으로도 계속 이것을 사용해도 될까요? 이 때문에 증상이 악화되거나 하는 경우도 있나요?

A 아토피성 피부염에 사용하는 보습제나 비누의 경우, 가격보다는 성분이 중요합니다. 보습제를 예를 들어, 일반적으로 알려져 있듯이 콜레스테롤, 세라마이드, 지방산이 적절하게 혼합되고, 항균제와 항산화제가 함유된 것이 좋

습니다. 하지만 이것이 모두에게 대단한 영향을 미치는 것은 아니므로, 환자 각자가 제품을 써보고 자신에게 맞는 것을 사용해도 무방합니다.

Q 주변에서 한방 치료를 받고 많이 호전되었다는 이야기를 듣고 제 아이도 한방 치료를 받은 적이 있습니다. 그런데 이야기를 전해준 분의 아이는 말끔해졌는데, 우리 아이는 치료를 받고 몇 주간 아토피가 더 심해지는 것 같습니다. 병원을 옮겨야 하는 걸까요?

A 아시다시피 아토피는 단기간 내에 치료할 수 있는 질환이 아닙니다. 몇 주간의 반응만으로 모든 것을 판단하기에는 무리가 있습니다. 무엇보다도 마음을 편히 가지시고 천천히 반응을 보시는 것이 중요합니다. 한방에서는 양방과는 다소 달리 환자에 대한 처방전도 제각각 다릅니다. 또 일부 환자의 경우 일반적인 한방 치료에서 나타나는 명현현상, 즉 몸 안의 독소가 빠져나가면서 증상이 심해지는 과정을 겪기도 합니다. 만일 자제분의 치료가 잘 되고 있

는 것이라면 지금의 악화 증상은 명현현상일 가능성이 높습니다. 실제로 한방 치료는 부작용이 적은 대신 양방치료보다 장기간의 치료 기간을 요구합니다. 또 한의원도 제각각 전문성이나 병을 다스리는 능력에서 차이가 있으므로, 주변의 의견에 기대는 대신 자발적으로 아토피에 경험이 풍부한 의원을 찾는 것이 신뢰 형성에도 도움이 될 것입니다.

풍부한 임상경험

구본홍 의학박사이자 한의학 박사는 한의학계에서는 매우 독보적인 존재로 알려져 있다. 학력면에서도 경희대학 한의대학을 졸업하고 다시 구 박사는 고려대학에서 의과대학을 졸업하여 양의학도 충분히 공부하였기 때문이다. 이렇게 한의학 박사를 받은 다음 다시 양의학 박사 학위를 받은 경우는 당시로서는 최초의 일이었다고 한다. 그 후 의료진료에 나선 후 현재까지의 임상경험은 46년째로 이젠 사람의 얼굴만 보아도 어디가 아픈지 알 수 있을 정도이다.

구 박사는 "한의와 양의는 일방적으로 그 우열을 논할 수가 없습니다. 예방학이나 바이러스 멸균 등엔 양의학이 큰 역할을 하였지요. 국제적인 전염병인 콜레라, 장티푸스, 이질 등은 이런 양의학의 발전과 함께 물러가지 않았습니까. 그러나 눈에 보이지 않는 경락이나 기(氣)의 흐름을 무시하기 때문에 스스로 한계에 부딪히는 결과를 초래하고 말았습니다. 그러나 한방은 그렇지가 않아 향후 발전도 더 할 것이고 부작용이 적어 선호하는 사람들이 점차 증가할 것입니다.

흔히들 말하지만 보약(補藥)이라는 말 자체가 그렇지 않습니까. 몸을 따뜻하게 해주고 활력이 솟아나도록 도와주는 것이지요."라며 한방과 양방이 각각 독특한 장점이 있다고 설명했다. 그러나 진료나 치료는 단순히 학문적인 이론만으로 이루어지는 것이 아니다. 환자와의 교감도 필요하고 가장 짧은 시간에 가장 효과적인 치료를 하며 환자 스스로의 면역기능을 높이도록 하여야 할 것이다. 즉 건강한 체질로 개선되도록 도와주어야 한다는 의미이다.

학계에서 후학지도에도 열정을

구 박사는 환자들에게 치료는 물론 학교에서 교수생활도 오래 하여 많은 후학을 양성하여 우수한 제자들을 많이 배출하였다. 경희대 한의대에서 21년을 비롯하여 경원대, 포천 중문의대 등에서 근 30년간 교수로서 열정을 쏟았으며 미국에서도 사우스 베일로 대학에서 강의를 하고 있다. 구 박사는 "한의학의 흐름은 크게 중국, 일본, 한국으로 구분이 됩니다. 공통점도 많으나 상이한 점도 아주 많아요. 그렇기 때문에 이런 흐름을 알고 공부를 해야 합니다.

흔히들 중국식을 많이 원용하고 있지만 상이한 부분이 너무 많고 오히려 한국은 일본 한방과 유사점이 더 많은 실정입니다. 모든 문화가 그렇듯이 의학도 세월이 흐르면서 지방의 특색과 토양에 맞도록 발전되어 갑니다."라며 한국의 한방은 또 다른 특색을 가지고 있다는 사실에 유념해야 한다고 강조했다. 또 구 박사는 자연적인 치료법인 한약조제가 동포들의 건강을 일부분이라도 담당할 수 있다면 큰 보람이 되겠다고 했다.

MEMO

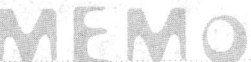

당신이 생각한 마음까지도 담아 내겠습니다!!

책은 특별한 사람만이 쓰고 만들어 내는 것이 아닙니다.
원하는 책을 기획에서 원고 작성, 편집은 물론,
표지 디자인까지 전문가의 손길을 거쳐
완벽하게 만들어 드립니다.
마음 가득 책 한 권 만드는 일이 꿈이었다면
그 꿈에 과감히 도전하십시오!

업무에 필요한 성공적인 비즈니스 뿐만 아니라 성공적인 사업을 하기 위한
자기계발, 동기부여, 자서전적인 책까지도 함께 기획하여 만들어 드립니다.
함께 길을 만들어 성공적인 삶을 한 걸음 앞당기십시오!

도서출판 모아북스에서는 책 만드는 일에 대한 고민을 해결해 드립니다!

모아북스에서 책을 만들면 아주 좋은 점이란?

1. 전국 서점과 인터넷 서점을 동시에 직거래하기 때문에 책이 출간 되자마자 온라인,
   오프라인 상에 책이 동시에 배포되며 수십년 노하우를 지닌 전문적인 영업마케팅
   담당자에 의해 판매부수가 늘고 책이 판매되는 만큼의 저자에게인세를 지급해
   드립니다.

2. 책을 만드는 전문 출판사로 한 권의 책을 만들어도 부끄럽지 않게 최선을 다하며
   전국 서점에 베스트셀러, 스테디셀러로 꾸준히 자리하는 책이 많은 출판사로 널리
   알려져 있으며, 분야별 전문적인 시스템을 갖추고 있기 때문에 원하는 시간에
   원하는 책을 한치의 오차없이 만들어 드립니다.

시집, 소설집, 수필집, 시화집, 경제·경영처세술

개인회고록, 사보, 카탈로그, 홍보자료에 필요한 모든 인쇄물

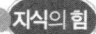 지식의 힘

www.moabooks.com

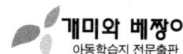

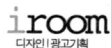

④①①-⑧①⑦ 경기도 고양시 일산구 백석동 1332-1 레이크하임 404호
대표전화_0505-6279-784 FAX_0502-7017-017